新型冠状病毒肺炎眼科防护手册

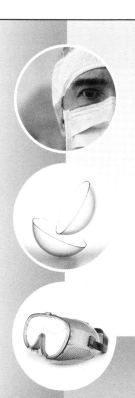

主　审　王宁利

主　编　万修华　陶芳标

副主编　接　英　王进达　张景尚
　　　　王开杰　李　猛

人民卫生出版社

图书在版编目（CIP）数据

新型冠状病毒肺炎眼科防护手册 / 万修华，陶芳标
主编 . —北京：人民卫生出版社，2020.3
ISBN 978-7-117-29834-6

Ⅰ.①新… Ⅱ.①万…②陶… Ⅲ.①日冕形病毒 –
病毒病 – 肺炎 – 预防（卫生）– 手册 Ⅳ.①R563.101-62

中国版本图书馆 CIP 数据核字（2020）第 032274 号

人卫智网	www.ipmph.com	医学教育、学术、考试、健康，
		购书智慧智能综合服务平台
人卫官网	www.pmph.com	人卫官方资讯发布平台

新型冠状病毒肺炎眼科防护手册

主　　编：万修华　陶芳标
出版发行：人民卫生出版社（中继线 010-59780011）
地　　址：北京市朝阳区潘家园南里 19 号
邮　　编：100021
E - mail：pmph @ pmph.com
购书热线：010-59787592　010-59787584　010-65264830
印　　刷：保定市中画美凯印刷有限公司
经　　销：新华书店
开　　本：889 × 1194　1/32　印张：3.5
字　　数：73 千字
版　　次：2020 年 3 月第 1 版　2021 年 2 月第 1 版第 2 次印刷
标准书号：ISBN 978-7-117-29834-6
定　　价：25.00 元

打击盗版举报电话：010-59787491　E-mail：WQ @ pmph.com
质量问题联系电话：010-59787234　E-mail：zhiliang @ pmph.com

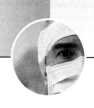

编写单位和编委

（编写单位不分先后，编委以姓氏笔画为序）

首都医科大学附属北京同仁医院：

| 万 月 | 万修华 | 马小杰 | 王开杰 | 王丹丹 | 王亚星 | 王进达 |

万　月　万修华　马小杰　王开杰　王丹丹　王亚星　王进达

王珏雪　甘嘉禾　田　磊　朱谷雨　刘含若　刘振宇　孙秀丽

苏丙男　李　玉　李　猛　李　婧　李仕明　李晓霞　杨迪亚

杨晓慧　何海龙　张　阳　张晓慧　张景尚　陈小鸟　陈伟伟

陈淑莹　范　蕊　金珊珊　赵　晶　胡爱莲　姚沁楠　贺　琳

贾力蕴　接　英　黄　瑶　曹　凯　常　笛　韩　崧　熊　瑛

华中科技大学同济医学院附属同济医院：

孙旭芳　张　虹　张　宪

首都医科大学附属北京朝阳医院： 陶　勇

华中科技大学同济医学院附属协和医院： 张明昌

武汉大学人民医院： 陈长征

美国俄勒冈卫生科学大学凯西眼科研究所： 游启生

中国中医科学院眼科医院： 解晓斌

安徽医科大学卫生管理学院： 陶芳标

河南新乡医学院第三附属医院： 贺　琳

编写秘书　陈淑莹　何海龙　陈伟伟

绘　图　田　宁

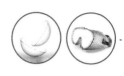

序

　　自新型冠状病毒肺炎暴发以来，我们眼科工作者也积极投入到了疫情的防控工作中。有些眼科医务工作者走向防控一线，有些坚守岗位保证急需的眼科疾病诊治，有些针对新型冠状病毒是否通过眼部传播进行了科学研究，并组织专家编写了眼科防护指南，还有许多眼科医务工作者针对公众在疫情期间关注的眼部防护及眼健康问题组织了科普宣教和网上解答。

　　北京市眼科研究所在疫情期间组织专家编著了本手册，及时为疫情防控提供了一本重要的工具书。目前疫情防控中和眼科相关的问题主要集中在以下几个方面：

一、眼部是否为新型冠状病毒传播的门户？

　　已经发表和正在研究的工作发现，新冠病毒肺炎患者中已发现一些病人核酸检测为阳性，发病时伴有结膜炎的症状，最新《新型冠状病毒肺炎诊疗方案（试行第七版）》中明确提出近距离接触、高浓度气溶胶是病毒传播的途径。所以对于一线工作的医务工作者，必须进行严密的眼部防护。

二、疫情期间如何预防眼科诊疗工作中的交叉感染？

已有疫区眼科医师在临床诊治工作中感染新型冠状病毒的病例。眼科诊治工作属于近距离操作，交叉感染的风险极大。针对这一问题我国专家和学术组织已发表多篇建议和指南，相关的观点已作为核心内容编入本书中。

三、关于新冠病毒引起结膜炎的诊治

目前已有关于新冠病毒感染合并结膜炎的个案报告，除了临床表现外，有的同时核酸检测阳性。新冠病毒引起眼部感染的机制、治疗目前仍是一个有待研究的领域，应引起眼科工作者的高度重视。另外，由于核酸检测敏感性的原因，目前疫情期间核酸检测阴性的结膜炎患者也不能完全排除新冠病毒感染。病原学排除诊断也十分重要，眼部取材技术及眼部样本的检测技术是提高病毒检测敏感性的关键。关于溶菌酶及干扰素或其他抗病毒眼药水用于这类病人的治疗或防控需要进一步研究探讨。

四、针对公众关于眼部防护问题的科普

疫情发生以来，身处疫情重灾区的专家和其他一些眼科机构的专家通过网络平台进行了大量的科普工作。本书除了对眼部防护问题进行总结之外，对疫情期间眼科疾病的诊治、消毒等问题也做了详细解读，另外还将一些近期公众急需了解的重要科普问题编入本书中。

　　新型冠状病毒是一种全新的冠状病毒,关于其来源、传播途径、是否有变异以及有效治疗方法都尚在研究中。眼科是一个专业性很强的学科,在疫情发生时,眼科医务人员都有走入一线工作的可能,所以在这一阶段应该学习掌握传染病防控知识,学习感控知识,结合眼科专业特点,为疫情防控作出贡献。

王宁利

2020 年 2 月 26 日

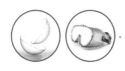

编者的话

　　很多人问新型冠状病毒肺炎是否如同 2003 年的 SARS 一般，"突然来，突然走"，会不会消失？在最近的电视采访中，有专家表述，此次疫情除了会被消灭，也不能排除另外一种可能，就是新型冠状病毒转成慢性，像流感一样长期存在。所以我们要充分利用科学的研究手段，从流行病学上掌握它的传播特征，从病毒学上了解其生物规律，从临床方面规范诊疗策略，在生产生活中增设防范措施。努力使此次疫情尽早结束，同时也做好与新型冠状病毒长期共存的准备。

　　随着对新型冠状病毒感染所致疾病认识的不断增加，人们发现新型冠状病毒除了呼吸道传播，还可能存在消化道传播以及眼部感染症状等，因此在做好呼吸道和消化道防护的同时，眼科诊疗过程中如何做好防护也非常重要。

　　国家加大力度进行疫情防控，需要加强对眼科患者的疫情防控知识的科普宣教，提升自我防病意识和能力；同时，强化眼科医务人员业务培训和安全防护，让防护知识深入每个医护人员心中。因此，切实落实感染防护措施，严防眼科从业人员感染，都需要最新的防护指南的支持。

在疫情期间,本编写团队一边在临床实践中摸索眼科临床防护经验,一边对新冠病毒肺炎发生以来我国眼科工作者临床工作实践进行交流归纳,又对国内外新型冠状病毒感染最新文献及相关书籍进行了查阅。

通过对新型冠状病毒和眼科相关知识进行梳理,比较全面地总结了眼科医务工作者及眼病患者在疫情期间的防护事项、诊疗过程中的安全措施、操作流程,希望能够帮助眼科从业人员及眼病患者更好地做好自我防护,让眼科医护人员有序开展眼科临床工作,防止疫情扩散,为尽早结束疫情做出贡献。

在此,非常感谢本书的编撰人员,在疫情当下能够花费大量时间查阅新冠病毒肺炎的资料并做出客观分析,同时整理自己的相关临床经验并写下来。

最后,希望本书能为眼科医务工作者及眼病患者在新冠病毒肺炎疫情期间的防护提供帮助,我们将感到无比欣慰!

万修华

2020 年 2 月 26 日

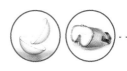

前　言

　　新型冠状病毒肺炎(简称"新冠肺炎")疫情引起全球关注,该病已纳入《中华人民共和国传染病防治法》规定的乙类传染病范畴,并采取甲类传染病的预防、控制措施。

　　对于新型冠状病毒感染的防控,国家卫生健康委员会要求注意以下三个方面:第一是普及大家对这个疾病的认识,包括疾病特点、发病过程、治疗手段等;第二是如何预防医疗机构内部的感染;第三是增强大众尤其患者战胜疾病的信心。

　　新型冠状病毒感染除了表现为肺部及消化系统的症状外,眼部也会出现相应症状。因此眼科专业做好疫情期间检查器具消毒及眼科医务人员的防护工作,对于减少医院交叉感染,共同抗击疫情非常重要。

　　为了让眼科医务工作者及眼病患者了解更多的新型冠状病毒肺炎疫情期间眼科诊疗过程的防护措施及其注意事项,我们编写组对新型冠状病毒肺炎疫情期间眼科诊疗相关建议及措施进行了整理分析,结合本团队眼科临床实践经验,组织人员在短时间内编写成本书。

　　本手册内容主要分为七章:新型冠状病毒肺炎与眼科、新型冠状病毒肺炎的眼部表现及相关眼科疾病鉴别要点、新型冠状病毒肺炎疫情期间眼科疾病就诊指南、眼科门急诊防护措施、眼科病区管理及防护措施、眼科手术期和围术期防护要求、医务人员疫情期的心理健康,希望能在新型冠状病毒肺炎疫情特殊时期,给眼科从业人员及眼病患者带来专业指导。

　　我们相信,全国人民齐心协力,一定能打赢这场新型冠状病毒肺炎疫情防控战"疫",也希望眼病患者能在专业医生的指导下,在这段特殊时期得到最佳诊疗。

　　由于对这个疾病的认识在不断更新中,还有很多疑问没有解决,且编写时间有限,难免存在错误及疏漏,敬请广大读者批评指正。

编写组

2020 年 2 月 26 日

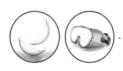

目 录

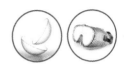

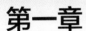

第一章

新型冠状病毒肺炎与眼科

第一节　新型冠状病毒简介

新型冠状病毒（简称"新冠病毒"）属于冠状病毒科（coronaviridae）冠状病毒属（coronavirus）的 β 属。因病毒包膜上有伸向四周的突起，形如花冠而得名。

2020 年 2 月 12 日，世界卫生组织（WHO）宣布，由这一病毒导致的疾病正式命名为 2019 冠状病毒病（coronavirus disease 2019，COVID-19）。同日，国际病毒分类委员会（International Committee on Taxonomy of Viruses，ICTV）宣布，新型冠状病毒的正式分类名为"严重急性呼吸综合征冠状病毒 2"（severe acute respiratory syndrome coronavirus 2，SARS-CoV-2）。

国际上大部分学者认为把"2019 新型冠状病毒"的英文（2019 novel coronavirus）缩写为"2019-nCOV"更合适。

一、生物学形状

病毒颗粒呈圆形或椭圆形,并呈多形性,直径约 60~140nm,包膜表面有花冠状突起,核衣壳呈螺旋状。病毒基因组为单正链 RNA,约 27~32kb,是世界上基因组最大的 RNA 病毒之一。

二、理化性质

目前我们对新冠病毒理化特性的认识多来自对"严重急性呼吸综合征相关冠状病毒"(severe acute respiratory syndrome related coronavirus,SARSr-CoV)和"中东呼吸综合征相关冠状病毒"(Middle East respiratory syndrome related coronavirus,MERSr-CoV)的研究。病毒对紫外线和热敏感,37℃下数小时便丧失感染性,56℃下 30min,乙醚、75% 乙醇、含氯消毒剂、过氧乙酸和氯仿等脂溶剂均可有效灭活病毒。氯己定不能有效灭活病毒。

三、致病性与免疫性

人群普遍易感,引起普通感冒和咽喉炎,某些毒株还可引起成人腹泻。裸露的 RNA 具有感染性。新型冠状病毒肺炎(简称"新冠病毒肺炎")的潜伏期为 1~14 天,多为 3~7 天。也有报道称,在 1 099 例病毒感染者中,有 2 例潜伏期为 24 天。

患病后免疫能力持续时间的长短,取决于特异性抗体存在的时间与效价。已知的四种能引起普通感冒的冠状病毒,机体免疫时间短,可反复感染;而 SARS 的免疫能力与持续时间相当长(不排除病毒变异后机体被再次感染的可能性)。一般认为,尽管有些患者治愈后复查时,仍被检测到核酸阳性,但不代表新冠病毒肺炎复发率很高,它的二次染病可能性比较低。在确认是二次感染以前要与其他疾病相鉴别。

四、微生物学检查与防治

结合临床症状与实验室检验可以辅助诊断。新冠病毒肺炎相关样品处理、病毒培养和动物试验需要在生物安全三级(biosafetylevel-3,BSL-3)实验室进行。一般自鼻咽拭子、痰、下呼吸道分泌物、血液、粪便、尿液等标本分离病毒,用细胞、器官做病毒培养。用双份血清做中和试验、ELISA 等进行血清学诊断。快速诊断可用免疫荧光技术、酶免疫技术和 RT-PCR 技术检测病毒抗原或核酸。

目前,尚无特异性的治疗药物和预防疫苗。最近有报道称,瑞德西韦、磷酸氯喹等药物对新冠病毒有一定抑制效果,但有待长期观察。也有团队研究了一些疫苗,但正在临床观察当中。

第二节　新型冠状病毒肺炎

一、流行病学特点和传播途径

(一) 传染源

目前所见传染源主要是新冠病毒感染的患者。多数患者在感染后会有相应的症状,但也有无症状感染者可以成为传染源

的例子,Bai 等在 JAMA 报道了一例。多项研究提示蝙蝠可能
是新冠病毒的储存宿主,在合并感染某种动物后,人类接触感染
的动物而得病,但有待证实。

　　新冠病毒与 SARSr-CoV、MERSr-CoV 是同属于冠状病毒大
家族里的"兄弟姐妹",它们分属于不同的亚群分支,病毒基因
序列有差异。图 1-1 为 WHO 以往统计的新冠病毒与这两种相
似病毒疫情暴发情况的比较。

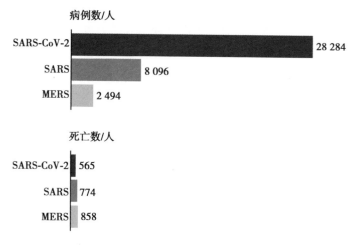

图 1-1　新冠病毒与 SARSr-CoV 和 MERSr-CoV 疫情暴发情况的比较

（二）传播途径

　　1. 呼吸道飞沫传播　短距离的飞沫传播是本病的主要传
播途径。急性期患者咽拭子、痰标本中可以检测到新冠病毒。
病毒存在于患者的呼吸道黏液或纤毛上皮脱落细胞里,当患者
咳嗽打喷嚏或大声讲话时,飞沫直接被易感者吸入而发生感

染。飞沫在空气中停留的时间较短,移动距离约 2 米,故仅造成近距离传播。

2. 密切接触传播　易感者通过直接接触患者的呼吸道分泌物或间接接触被新冠病毒污染的物品,亦可导致感染。

3. 消化道传播　患者粪便可检测出新冠病毒核酸阳性,2020 年 2 月 13 日钟南山团队从一例重症感染者的粪便样本中分离到了活的冠状病毒;近日又从患者尿液中分离出病毒,提示新冠病毒可能存在粪口及尿液传播,但仍需要进一步研究证实。

4. 气溶胶传播　新冠病毒是否能通过气溶胶传播尚无定论。但在相对密闭环境下长时间暴露于高浓度气溶胶中,存在经气溶胶传播的可能性。

5. 昆虫传播　世界卫生组织于 2020 年 2 月 24 日称,目前为止,暂无证据表明新冠病毒可通过蚊子等昆虫传播;也无证据证明下水道或排水沟的空气可感染新冠病毒。

(三) 易感人群

人类普遍易感。老年人或有基础疾病者感染后病情较重。孕产妇和儿童及婴幼儿也可感染。目前资料收集到的最小患者为 1 个月,最大患者 98 岁。患者家庭成员、陪同人员和医务人员属本病高危人群。最新统计新冠肺炎病死率大约为 1.4%。

二、全身及局部特征性症状

临床表现以发热、乏力、干咳为主要表现。少数患者伴有鼻塞、流涕、咽痛、肌痛和腹泻等症状。重症患者多在发病一周后出现呼吸困难和 / 或低氧血症,严重者可快速进展为急性呼吸窘迫综合征、脓毒症休克、难以纠正的代谢性酸中毒和出凝血功能障碍及多器官功能衰竭等。轻型患者仅表现为低热、轻微乏力等，无肺炎表现。值得注意的是，重型、危重型患者病程中也可表现为中低热、甚至无明显发热。从目前收治的病例情况看，多数患者预后良好，少数患者病情危重。老年人和有慢性基础疾病者预后较差。儿童病例症状相对较轻。

图 1-2 为 WHO 示例新冠病毒肺炎主要影响的器官和发病症状。

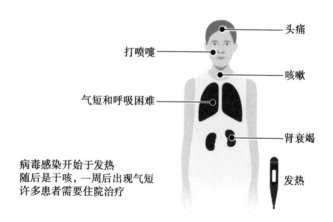

图 1-2 新冠病毒肺炎相关症状

胸部影像学早期呈现多发小斑片影及间质改变，以肺外带明显。后进展为双肺多发磨玻璃影、浸润影，严重者可出现肺实变，胸腔积液少见。下图示例一个 29 岁女性新冠肺炎患者（2020 年 2 月 1 日以结膜炎到眼科首诊）整个病程的胸部 CT 表现（同一个部位）（图 1-3）。

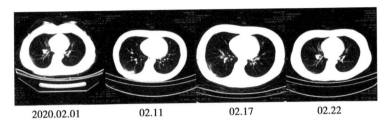

| 2020.02.01 | 02.11 | 02.17 | 02.22 |

图 1-3 新冠肺炎患者胸部 CT 表现

病人尸体解剖病理改变如下：部分患者肺部切面出现黏液性分泌物，肺组织切片镜下弥漫性肺泡损伤，大部分肺泡和肺间质巨噬细胞浸润，呈巨细胞肺炎改变。大量渗出以及白细胞浸润，导致肺外观明显膨隆增大。肺泡损伤＋粘液纤毛清除机制受损的病理学特征，与流感肺炎非常相似。

第三节 眼科相关症状

通常认为，普通流感可引发流感病毒性结膜炎，多为轻症，以水样分泌物为主。据 *JAMA* 杂志 2020 年 2 月 8 日最新的报道，41% 的新冠病毒肺炎确诊患者感染与医院相关，而眼科更与此次疫情关系紧密，结膜炎可能为一小部分患者的首发症状。

目前研究显示，新冠病毒与蝙蝠 SARS 样冠状病毒（Bat-SL-CoVZC45）同源性达 85% 以上。SARS 受体为 ACE2 受体，ACE2 是可吸附并使病毒侵入组织的受体，ACE2 除在人 II 型肺泡上皮细胞表达量较高外，角膜和结膜组织也有表达，并且人结膜上皮 ACE2 表达丰度略高于角膜上皮。

　　这提示我们，眼表组织也有可能是新冠病毒眼部感染的潜在靶组织。有作者认为，由于 SARS 患者泪液中存在 SARS 病毒颗粒，因此，新冠病毒的传播途径可能类似 SARS-CoV，也通过与角膜或结膜的 ACE2 受体结合，引起结膜炎后，经结膜血液循环导致呼吸道感染；另外，进入泪液的病毒也可能通过鼻泪管进入鼻腔(图 1-4)，进一步侵袭鼻黏膜，造成呼吸道黏膜及肺部感染。

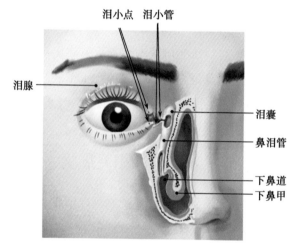

图 1-4　鼻泪管示意图

　　目前，仅有少数以结膜炎为首发的新冠病毒肺炎病例报道，病情轻重不一，可为单眼或双眼发病。临床表现早期出现结膜充血，少量水样、稀薄黏液样分泌物，偶见小片状结膜下出血，重症患者可出现严重的结膜充血、水肿。

　　然而，临床上结膜炎表现多种多样，易造成误诊或漏诊而疏忽预防,进而造成交叉感染。有研究表明,尽管在新冠病毒肺炎患者结膜囊中可检测到新冠病毒,但患者并没有明显的结膜感染症状,说明结膜可能暂时没有被感染,暂不支持病毒通过结膜途径传播。但又有学者研究发现,不但有患者是以眼部结膜炎为首发症状,而且患者结膜囊中新冠病毒检测为阳性。

　　总之,不论新冠病毒肺炎患者伴随或不伴随结膜炎症状,一般认为,病毒也是可以通过眼睛传染的。不感染不等于不传染。因此在眼科临床中一定注意新冠病毒通过眼部传播的防控,切忌大意。

　　(编者:陈淑莹　王宁利　陶芳标　陈长征　张宪　杨晓慧)

(审校:田磊　接英　刘含若)

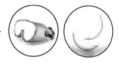

第二章

新型冠状病毒肺炎的眼部表现及相关眼科疾病鉴别要点

在新冠病毒感染疫情十分严峻的形势下,医院作为人员流动密集场所,感染和传播病毒的概率非常大。院内每个科室的医务人员和患者都面临因人员密集造成的交叉感染或医源性感染。眼科也同样如此。因此,正确认识病毒感染在眼部的可能表现,及时做好防护工作,避免感染的进一步蔓延十分重要。

第一节　新型冠状病毒肺炎结膜炎

有报道称,国家卫生健康委员会赴武汉专家组成员在去武汉工作中不幸感染。本人高度怀疑是因为没有戴防护眼镜,所以他出现了以结膜炎为首发症状的感染表现。由此推断,尽管不戴护目镜感染后局部结膜炎症状较轻,但仍然存在病毒可以先进入眼结膜,再传播到全身的可能性。

　　同样,新近确诊感染的"钻石公主号"邮轮的一名检疫官,也因为工作中没有戴护目镜被感染,所以不能排除新冠病毒经结膜的黏膜组织感染的传播。

　　有作者报道,在30例新冠肺炎患者中发现有3例合并结膜炎症状,有2例首先到眼科就诊,其中1例出现结膜炎时全身无任何其他症状,结膜炎为首发症状。另外2例结膜炎症状出现于感染期间,为新冠肺炎的伴随症状。作者报道的3例患者中有1例患者因病亡失访,另2例患者经过局部抗炎、抗病毒治疗后(目前对于新冠肺炎期间结膜炎的治疗缺少用药的循证依据),双眼眼红、眼痛、异物感、黏性或水样分泌物等结膜炎症状在治疗1周后逐渐消失。但症状的消失究竟是因为疾病的自限性还是药物的作用尚不完全明了。

　　另外,作者对其他病区27例轻中度患者(重症患者因有插管和呼吸机治疗不方便检测)行双眼结膜囊拭子病毒核酸检测,发现了2例阳性,但未发生结膜炎,眼部表现有待进一步观察。因此,就目前临床观察而言,患者眼表感染与新冠肺炎关系、以及是否可通过眼部传播仍需进一步研究。

　　时至今日,以结膜炎为首发表现的新冠病毒肺炎病例报道较少,临床表现和病情轻重也各不相同,因此无法对新冠病毒感染所致的眼部症状进行一般性总结,也无法对结膜炎用药进行统一循证归纳。

　　通常认为,病毒对眼部的感染主要是对眼表的感染,新冠病毒也是病毒的一种,由其引起的结膜炎一般认为没有特异性表现(图2-1,图2-2)。

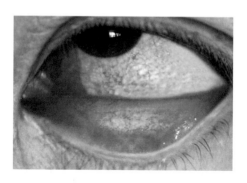

图 2-1　新冠病毒肺炎患者结膜炎表现

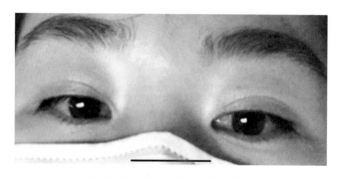

图 2-2　新冠病毒肺炎患者眼部外观

新冠肺炎眼部表现具体如下：

1. **症状**　迟发或突发眼部不适，异物感、烧灼感、畏光、流泪、疼痛等。

2. **体征**　下睑结膜滤泡、耳前淋巴结肿大、水样分泌物、眼睑红肿、结膜下点状出血、点状角膜病变（严重病例可见角膜上皮点状糜烂）、膜 / 假膜形成。早期可见角膜上皮内微囊改变，进展期可出现角膜上皮下浸润。

3. **病史**　在眼部临床表现出现之前或之后，有的伴随近期有上呼吸道感染史、病患接触史或疫区驻留史。

4. **诊断** 确诊还需要进行呼吸道标本 RT-PCR 检测新冠病毒核酸检测,及胸部 CT。

第二节 普通病毒性结膜炎及病毒性角膜炎

包括新冠肺炎病人的所有病毒性结膜炎、角膜炎临床表现非常丰富,所以容易造成误诊或漏诊;同时由于疏忽预防,进而造成交叉感染。

因此,正确认识和了解眼科常见其他病毒性角结膜疾病,对于鉴别新冠病毒感染所致的眼表炎症,更科学地做好相应的防护和治疗,避免不必要的恐慌很有必要。

一、病毒性结膜炎

病毒性结膜炎是常见的眼部感染疾病,致病体常见有腺病毒、肠道病毒、疱疹病毒。由于病毒毒力和个体免疫力的差异,临床表现也不相同。大多数病原体传染性强,尤其是肠道病毒感染的急性结膜炎,可在一定范围内引起大暴发。

1. **腺病毒性角结膜炎** 是一种强传染性的接触性传染病,潜伏期为 5~7 天。主要表现分为两大类型:流行性角结膜炎和咽结膜热。

(1) 流行性角结膜炎:起病急,双眼发病,症状重。主要表现为眼痛、畏光、眼红等,眼表水样分泌物,通常一眼先发病,数天后另一只眼也受累。急性期可见结膜充血水肿,48 小时内可见滤泡和结膜下出血。患者常出现耳前淋巴结肿大和压痛,于眼部开始受累侧明显,可作为特征与其他结膜炎进行鉴别。

（2）咽结膜热：主要表现为急性滤泡性结膜炎,同时伴有上呼吸道感染及发热表现,主要通过呼吸道分泌物传播。需注意的是,本病常见于4~9岁儿童和青少年,成人散发。患儿可出现发热、眼红、咽痛表现。病程10天左右,有自限性。

2. **流行性出血性结膜炎**　本病主要是由肠道病毒感染引起的眼部传染病,可引起暴发流行。潜伏期短,病程短,为5~7天。患者常有畏光、眼痛、流泪、眼部异物感等表现。若患者出现急性滤泡性结膜炎症状,同时有明显的结膜下出血(图2-3)伴耳前淋巴结肿大,即可诊断。本病具有自限性,无需特殊治疗。

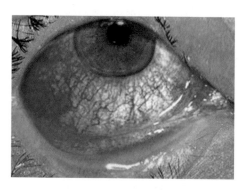

图2-3　流行性出血性结膜炎

3. **流感病毒引起出血性结膜炎**　传染性很强的流感病毒也会出现眼部感染症状。流感病毒可引起流行性感冒,是一种急性呼吸道传染病,病情严重者可危及生命。本病患者一般表现为高热、咳嗽等症状。流感病毒性结膜炎,多数症状较轻,主要表现为眼部水样分泌物。其中甲型流感（H1N1 病毒）感染可出现严重的出血性结膜炎，同时可见分泌物形成伪膜（图 2-4）。

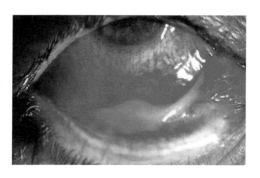

图 2-4　H1N1 流感病毒引起出血性结膜炎（伪膜形成）

二、病毒性角膜炎

单纯疱疹病毒感染引起的单纯疱疹病毒性角膜炎非常常见，其特点为反复发作，使得角膜混浊逐渐加重，很多患者在角膜荧光染色后出现树枝状、地图状典型改变（图 2-5），最终可导

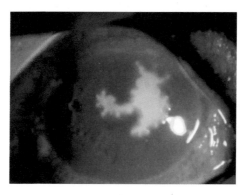

图 2-5　病毒性角膜炎（染色后树枝状改变）

致失明。

临床表现可分为原发性和复发性单纯疱疹病毒感染表现。原发性感染常见于幼儿,一般眼部受累少见,复发性感染表现差异较大,一般可以分为四种类型,具体如下:

1. **上皮型角膜炎**　病毒在上皮细胞内活化复制,角膜上皮损害,造成基质瘢痕,还会伴有树枝状、地图状边缘性角膜溃疡。

2. **基质型角膜炎**　病毒侵袭伴免疫炎症反应,导致角膜基质组织浸润坏死伴新生血管,角膜变薄,可伴有上皮角膜炎。

3. **内皮型角膜炎**　病毒引起的免疫反应,角膜内皮功能受损,慢性水肿引起基质混浊,可见盘状、线状、弥漫性角膜后沉着物(KP)。

4. **营养性角膜病变**　角膜神经功能异常,基质浸润、药物毒性造成角膜溃疡,形成瘢痕,也会有持续性上皮缺损。

三、鉴别要点

临床常见的病毒性结膜炎和病毒性角膜炎均为病毒感染所致的眼部炎症,跟新冠病毒感染所致的结膜炎和角膜炎极为相似,严重者也会出现发热等全身症状,所以在进行鉴别诊断时一定重点了解患者病史。

排查如下:

1. **流行病史**

(1)发病前 14 天内有无武汉市及周边地区或其他有病例报告社区的旅行史或居住史;

(2)发病前 14 天内有无曾接触过来自武汉市及周边地区

或来自有病例报告社区的发热或有呼吸道症状的患者；

（3）发病前 14 天内与新冠病毒感染者（核酸检测阳性者）有无接触史；

（4）身边人员有无聚集性发病。

2. 临床表现

（1）发热和 / 或呼吸道症状；

（2）是否具有新冠肺炎的影像学特征（胸部 X 线片或 CT）；

（3）新冠肺炎发病早期白细胞总数正常或降低，淋巴细胞计数减少。

除排查以上流行病史、临床表现外，还需行呼吸道标本或血液标本等进行实时荧光 RT-PCR 检测新冠病毒核酸是否阳性；也可行呼吸道标本或血液标本等病毒基因测序进行确诊。

第三节　其他易混淆眼部疾病

一、结膜下出血

结膜下出血主要表现为突然发生的眼红，单眼多见。初期呈鲜红色，逐渐变为棕色，不伴有其他不适，没有异物感、眼痒、分泌物等。多数伴有外伤、结膜炎、高血压、动脉硬化等病史。早期可进行冷敷，多数可在 7~12 天内吸收。

二、急性闭角型青光眼

多见于 50 岁以上的老年人，以眼压急剧升高并伴有相应症状为特征。急性发作期表现为剧烈头痛、眼痛、畏光、流泪及虹视,视力严重减退,查体可见眼睑水肿,混合性充血。除此之外,还可出现恶心、呕吐等反应。必须尽快就诊,给予降眼压治疗以保护视功能。

三、急性葡萄膜炎

急性葡萄膜炎患者通常突发眼痛、眼红,还可有畏光、流泪、视力明显下降、眼前黑影或暗点、闪光、视物模糊等表现。需要尽快就诊,及时给予相应治疗,预防并发症(图 2-6)。

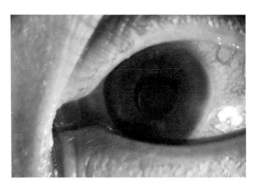

图 2-6　葡萄膜炎瞳孔区色素沉着环及渗出膜

四、飞蚊症

飞蚊症一般是由于玻璃体混浊引起的,其病因有多种:

1. **玻璃体液化**　多见于中老年人或者高度近视眼,一般是透明或半透明的黑影飘动,没有闪光感,没有片状黑影遮挡,没有视力下降。一般来说,可以延缓就诊。

2. **玻璃体后脱离**　出现的黑影比较大,可以是一个圆圈,但是也会随眼球运动而飘动,如果出现闪光感,建议到医院进一步检查,排除玻璃体牵拉引起的视网膜裂孔。

3. **视网膜脱离**　在玻璃体后脱离的基础上,出现某个范围的黑影遮挡,逐渐扩大,位置固定,不会飘动,而且视力下降,应尽快就诊,激光或手术治疗。

4. **玻璃体积血**　短时间内出现黑影飘动增加,视力下降。尤其是糖尿病、高血压患者更为多见,建议尽快就诊。

以上疾病是眼科常见的疾病,在不伴有明显的眼部感染及炎症表现,没有疫区流行病史的情况下,基本与新冠病毒感染的结膜炎无关,不需要进一步进行新冠病毒病原学的检测,只需眼科明确诊断对症治疗即可。

(编者:王珏雪　朱谷雨　陶勇　张虹　孙旭芳

张阳　李猛　李婧　刘含若)

(审校:黄瑶　李晓霞)

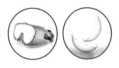

第三章

新型冠状病毒肺炎疫情期间
眼科疾病就诊指南

在疫情暴发的特殊时期，许多医院严格控制非急诊患者的诊疗，但有些患者竟然错误地以为此时是"避峰出行"的"黄金时期"。正是这些心存"投机"心理的患者，导致了不必要的医院人群聚集，对患者本人及医务人员均造成了相应医疗防护物资的浪费，增加了新冠病毒传播的潜在风险。

因此，眼科专家建议：部分慢性眼病或轻症眼病应择期就诊。

在这样一个特殊时期，被咨询的医生如何评判及患者自身如何判断所患眼部疾病的轻重急缓、选择就诊时机、暴露风险和收益大小？针对以上问题，本章将一一进行解答，指导医务人员为咨询者判断及患者自行判断。

第一节　眼科急症需及时就诊

遭遇到造成急性视力下降或视功能不可逆转的眼科急症，

应该在做好个人防护的情况下及时就诊：

1. 急性发作期青光眼是眼科最常见的急症。如发生急剧视力下降，伴有剧烈眼痛或头痛、恶心、呕吐等症状，有家族史或既往有青光眼急性发作病史的患者应积极就诊。及时有效的处理可以迅速降低眼压，保护视神经，挽救视功能。

2. 突发性、无痛性视力下降，甚至短时间内视力完全丧失，或者出现固定的眼前黑影且逐渐扩大等症状出现时应积极就诊。尤其是伴有高血压、糖尿病、心功能异常、肾功能异常、下肢深静脉血栓等慢性病患者，或既往曾有脑梗死、心肌梗死等病史的患者。

3. 眼球受到各种物理、化学损害，以及因不正确使用紫外线消毒灯出现眼球剧烈磨痛、畏光、流泪等症状时应立即就诊。

4. 中至重度的眼外伤，如车祸伤、人或兽牙齿咬伤、利器伤、拳击致眼球穿通伤、眼球破裂伤应及时就诊，尤其是伴有眼球运动障碍以及难以控制的出血等症状出现时。

5. 不明原因的眼红、眼痛，既往曾患角膜炎、虹膜睫状体炎、葡萄膜炎的患者，在同时出现视物模糊时应及时就诊。

6. 眼表或者角膜、结膜囊异物，若无法自行去除，尤其是铁屑等金属异物（图 3-1）进入眼睛后应立即就诊。儿童患者若有异物进入眼的明确病史，即使患儿未表现出相应症状也应立即就诊。配戴角膜接触镜的患者若接触镜留在眼内难以取出，也要就诊。

7. 近期曾接受眼科手术，若出现术后情况不稳定，出现异常症状，如明确的视力进行性下降，或出现难以忍受的眼痛伴头

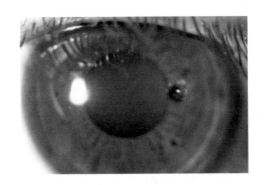

图 3-1　角膜异物

痛、恶心等症状出现时均应立即就诊。

8. 高度近视患者眼前突然出现黑影,伴有闪光感,视力突然下降,尤其在头部或眼部外伤后出现上述症状者,应及时就诊。

9. 新冠状病毒疫情暴发期,很多医院眼科开展了线上咨询服务,目的就是避免人员聚集,减少交叉感染的机会。

患者最好先选择"线上咨询",然后根据医生的建议来判断是否选择到医院就诊。另外,非急诊患者就诊时需先在网上或电话预约挂号,预约就诊时段。

第二节　可暂缓就诊的眼科"伪"急症及普通眼病

下面介绍可以暂缓就诊,但容易造成患者恐慌的眼科"伪"急症:

1. 药物可以控制的眼科疾病,如部分青光眼患者,有慢性青光眼病史,可用药物自行控制,若自觉眼痛等症状不明显或无进行性加重时，可在家自行药物治疗。

2. 缓慢持续的视力下降，不伴有其他眼部症状（如结膜充血眼痛等症状时），多提示不需要急诊处理，可能为年龄相关性白内障，或者不需急诊处理的慢性眼底病变。

3. 若出现洗热水澡后、或剧烈咳嗽、或用力揉眼后眼球表面出现红色出血斑，但较局限，且不伴有视力下降、眼痛、分泌物增加、畏光等症状时，多提示为结膜下出血（图3-2），尤其患有高血压病、冠心病、糖尿病以及近期服用阿司匹林等抗凝药物的患者，可明确诊断。出血可以自然吸收，不需特殊处理。

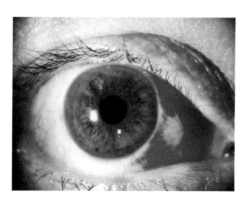

图3-2 鼻侧结膜下出血

4. 任何近视、远视以及散光等屈光不正相关的矫正问题均不需要急诊处理，若已经遵医嘱进行阿托品等药物散瞳，可就近验光，若未进行慢速散瞳处理可暂缓点药。斜视、弱视、老视等患者应延缓就诊。

5. 虽然出现眼前黑影飘动，但无闪光感，不伴有视力下降的患者可延缓就诊。此种情况可能为单纯的玻璃体混浊,多见于年龄稍长或伴有近视者。长时间持续用眼后出现黑影飘动,而不伴有明显视力下降的患者也不需急诊处理。

6. 持续长时间的眼干涩、异物感,或既往诊断为"干眼"或"干燥综合征"的患者,在不伴有明显眼痛或视力下降时可暂缓就诊;可自行去药店购买人工泪液等缓解干眼的药物。

7. 眼睑皮肤发现无进行性增大的肿物,伴有或不伴有分泌物的病症可暂缓处理。该症状多提示睑板腺功能不全(图 3-3);若伴有眼红、眼痛及肿物破溃等症状时可就近诊治,否则可不做急诊处理。

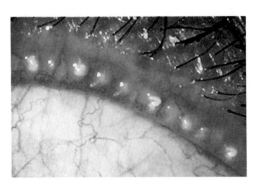

图 3-3 睑板腺堵塞

8. 各种眼科手术后,尤其是外眼手术,如斜视手术,眼表肿物切除等手术,术后无明显不适,且已复查的患者,可暂时不按原计划进行复诊。若为内眼手术后病情有变化,则应预约时间进行复查。

9. 各种形式的屈光矫正手术、白内障手术、药物可以控

制的青光眼手术、陈旧性眼科疾病等均应等疫情平稳后择期
手术。

　　总体来说,眼科疾病分轻重缓急,我们建议在疫情持续期
间,对急性、发展迅速、症状严重、短时间内可能造成眼部不可逆
损害甚至失明的眼科疾病,在患者做好充分防护的前提下,及时
就诊。然而对于慢性、短时间内较稳定且症状不重的眼部疾病
建议暂缓就诊。

第三节　就诊人群眼科防护

一、疫情期间普通人群眼部防护

(一) 居家及外出眼科防护

不同人群,采取的防护措施有所不同。

1. 普通群众

(1) 避免用手揉眼及口鼻部。保持手部卫生,勤洗手,采用
流动水,按照七步洗手法。洗手后烘干双手或用干净无毛絮纸
巾擦干双手。

(2) 外出需戴口罩(普通医用防护口罩即可,非高危地区无
需戴 N95 口罩),掌握正确的佩戴、摘除以及丢弃的方法。

WHO 建议:①戴口罩前,请充分洗手;②口罩须遮盖口鼻,
应用手指摁压口罩外面上部鼻夹处,让口罩与鼻梁较为紧密贴
合,避免面部尤其鼻梁和口罩之间存留缝隙;③戴口罩过程中,
避免用手触碰口罩内面避免用手触碰口罩;④摘除口罩时,请

从头部后方或两耳后方开始摘除,避免触碰口罩的口鼻部分外面。⑤口罩用后,尽快丢弃入有盖子的垃圾桶内,并再次洗手或用75%乙醇擦拭双手。

(3) 公共场合保持安全距离。人和人之间的安全距离是至少3英尺(91.4厘米)。

2. 对于慢性及手术后眼病患者,尤其是眼部存在暴露性伤口的患者(如眼科术后),需严格遵医嘱按时换药、滴眼药,防止汗水、自来水、化妆品、护肤品的浸入,防止飞沫溅入眼内,避免用手或其他物品碰触伤口,造成不必要的感染。换药和滴眼药的时候注意手清洁。非眼科急诊尽量不要去医院就诊,避免交叉感染。

3. 婴幼儿及儿童的免疫力相对低下,尚未养成用眼卫生习惯,应保持双手清洁,避免揉搓眼部。避开公共场合,减少与可疑人员接触,规避暴露风险。

4. 对于接触人群较多的工作者(如防疫检查工作者),存在职业暴露的风险,需戴医用外科口罩;有条件者可戴防护镜;保持手部卫生;避免用手触摸眼、鼻及口,不随意丢弃擦拭眼、口、鼻分泌物的纸巾等废弃物。

如果工作岗位附近有清洁水源,可以每隔一段时间或怀疑接触可疑人员后用流动的清洁水漱口及清洗鼻孔和眼部。

5. 如居住地和周边无疑似病例及确诊病例,无需进行眼部防护。

但需要注意的是:

(1)普通眼镜(如近视眼镜、远视镜、老花镜等)不具有封闭性,均起不到眼部防护的作用。

如果仅作为应急,可以选择封闭性较好的泳镜,可以暂时替代护目镜,起到避免飞沫传播、接触传播和空气传播的作用。但是泳镜镜框相对较小,对眼眶压力较大,而且会产生雾气,影响使用;反复摘下擦洗,会引起不必要的暴露,因此不建议采用泳镜长时间替代护目镜。

(2)世界卫生组织与美国疾病预防控制中心并不推荐负责照顾疑似或者确诊人员的家庭成员或密切接触者使用护目镜或面罩,建议仅戴口罩。

(二)疫情期间角膜接触镜配戴注意事项

角膜接触镜主要用于眼病控制、矫正或满足大众审美需求。由于配戴操作过程可能导致结膜接触,从而感染病原体,尤其在疫情期间,需要格外重视。

1. 配戴角膜接触镜标准操作

(1)每次取戴或操作镜片之前将指甲剪短,充分洗手,最好用75%乙醇喷双手消毒,直至手晾干。

(2)在干净、平整的桌面上操作和取戴镜片,以免镜片掉落。

(3)每次配戴镜片之前,仔细检查镜片有无破损、污物及沉淀物。如有破损则不能配戴。如有污迹和沉淀物则必须清洁冲洗后再戴。

(4)分辨镜片的正反面,使正面向上配戴(图3-4)。

2. 护理规范

(1)注意清洁,取下镜片后,使用多功能护理液正反面各揉

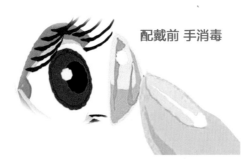

图 3-4　配戴前手消毒并且使正面向上配戴

搓 10 秒,正反面各冲洗 5 秒,在具有消毒功能的护理液中完全浸泡至少 4 小时。

(2) 护理液在开瓶使用后,每次用完及时将盖子盖紧,不要用手指触摸瓶口。护理液应该在规定的时间内用完,如果未用完,则应该丢弃。

(3) 镜片长期不使用,须经严格的清洗、冲洗、消毒、浸泡在护理液中,常温保存。每周更换一次护理液,再次配戴时则要认真进行清洁、冲洗和消毒。

(4) 如果是长戴型镜片,每周需对镜片进行强效消毒和除蛋白护理。

(5) 定期清洗镜盒,不要用自来水清洗镜盒内面。

3. **其他注意事项**

(1) 以下错误操作须禁止:

洗手后未擦干即接触镜片;用自来水冲洗或保存镜片;配戴接触镜沐浴;配戴接触镜游泳。

(2) 出现以下情况应停止配戴接触镜,并及时就医:

1）发现结膜充血、结膜分泌物，干涩、眼痒、怕光、流泪、异物感、疼痛。

2）伴有发热、咳嗽、喷嚏、呼吸困难等呼吸道症状。

3）近期有疫区人员接触史。

二、疫情期间眼病患者眼科防护

目前医院对于非发热门诊患者就诊已推出各种举措，避免交叉感染，对就诊人员进行体温检测，严格限制患者出入时间，门诊路线设置为"单行线"，严格实施"一诊室、一医生、一患者"的措施防控医院内交叉感染。

由于已有无症状确诊感染者（没有明显临床表现：发热、乏力、肺炎等，但做病毒核酸检验呈阳性）有可能造成病毒传播的病例报道，因此医院就诊人群依旧面临新冠肺炎传染的风险。如必须门诊就医者，请遵从以下建议：

1. 做好个人防护，须正确戴医用防护口罩。选择开车等相对独立的方式前往医院。在医院内时，应避免触碰医院检查室或诊室内医疗设备，尽量与其他看病者保持一定距离（例如1米），把院内感染风险降到最低。

2. 如实汇报健康情况。如果有发热、咳嗽或有疫区过往史等，请先至就近的发热门诊定点医疗机构就诊，以免耽误病情。

3. 严格按照医院院感防控要求，在医院唯一入口（请注意通道标识跟从引导）接受体温检测和流行病学史筛查后进入。

4. 尽量单独就诊，如果不是老年人、儿童或双眼视力差无法自理者，尽量减少陪同人员。

5. 就诊回家后,应做好口罩、外套等的处理,仔细洗手洗脸等其他暴露于外界环境中的部位,有条件者建议洗澡。使用肥皂或消毒液清洁双手时,应按照七步洗手法仔细搓洗手部。

（编者:何海龙　黄瑶　王进达　李仕明

陈小鸟　曹凯　全珊珊）

（审校:解晓斌　刘含若　熊瑛）

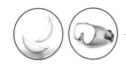

第四章

眼科门急诊防护措施

截至 2020 年 2 月 18 日零点,已确诊的新冠病毒肺炎病例达 7 万余例,由于医护人员职业暴露因素,共有 3 019 名医务人员感染了新冠病毒(包括确诊病例、疑似病例、临床诊断病例及无症状感染者),确诊病例 1 716 名,其中 5 人死亡(数据仍在更新中)。眼科医务工作者在门急诊过程中与患者近距离接触,存在着职业暴露和交叉感染风险。因此,了解门急诊医护人员诊疗过程中防控要点,对于共同抗击疫情意义重大。

第一节　门急诊管理的防护措施

一、建立健全医院感染管理制度

门急诊应成立医院感染管理小组,管理门急诊的医院感染工作,设置组长及小组人员,应包括医师和护士,作为门急诊相对固定人员,同时至少配备医院感染管理兼职人员一名(图 4-1)。

新型冠状病毒感染的肺炎专项工作小组

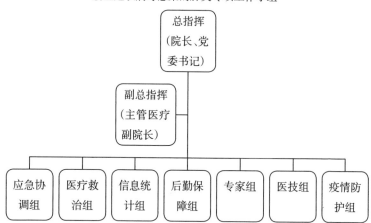

图 4-1　医院新冠肺炎专项工作小组

二、预检分诊管理防护措施

1. 可通过挂号时询问、咨询台咨询和医师接诊时询问等多种方式对患者开展传染病的预检;在必要时,可建立临时预检分诊点(处)进行预检(图 4-2)。

2. 预检、分诊点(处)应配备体温计(枪)、手卫生设施与用品、个人防护用品和消毒产品等,以便随时取用。

3. 医师在接诊过程中,

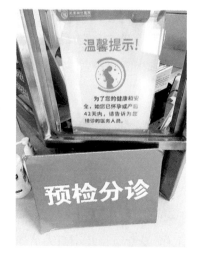

图 4-2　预检分诊处

应注意询问患者有关流行病学史、职业史,结合患者的主诉、病史、症状和体征等对来诊的眼科患者进行传染病预检。

4. 经预检为需要隔离的传染病患者或者疑似患者,应将其分诊至感染性疾病科或分诊点就诊,同时对接诊处采取必要的消毒措施。

5. 设置醒目标识、告示、指引牌等,指引需要隔离的确诊或疑似新冠病毒肺炎患者(包括只要体温超过 37.3 ℃的其他类型发热病人)至感染科门诊或分诊点就诊(图 4-3)(图例首都医科大学附属北京同仁医院急诊楼门外巨幅指示牌)。不具备传染病救治能力时,应及时将患者转诊到具备救治能力的医疗机构诊疗。

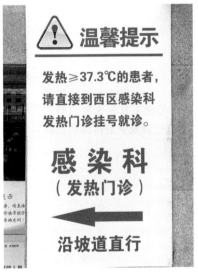

图 4-3　医院门外巨幅发热门诊指示牌(醒目标识)

第二节　门急诊医师防护处理措施

一、眼科门急诊存在的风险

眼科门急诊存在如下风险:

1. 急诊医师可能接触到潜在新冠病毒感染者。潜伏期间新冠病毒感染者可无任何临床表现,只通过测量体温排查,分诊预检可能会遗漏无症状新冠病毒感染者。相对于发热门诊及隔离病房等防护充分的岗位,面对就诊患者及家属中可能存在的隐性感染者,作为非感染专科的眼科医务人员被感染的风险更大。

2. 眼科近距离接触和接触性检查项目多,医师会近距离接触患者体液,易造成飞沫、接触感染,增加医 - 患、患 - 患交叉感染风险。

3. 患者可能因急于处理眼病或其他顾虑而隐瞒流行病史及发热史,需要接诊医师仔细甄别。

因此眼科的门急诊医生及护理人员更应该做好防护措施。

二、门急诊医师接诊防护要求

1. 医师需做好防护,穿着工作服,戴医用外科口罩或医用防护口罩(型号 N95 1860/1860S/1870 等)、医用帽、手套、医用护目镜(图 4-4~ 图 4-6),严格遵守手卫生,每检查一个患者前后,必须用清洁流动水冲洗手,再用 75% 乙醇棉球或纱布或消毒凝胶(乙醇

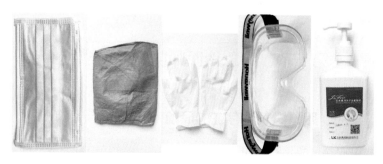

图 4-4　医用防护口罩、帽子、手套、护目镜、消毒凝胶

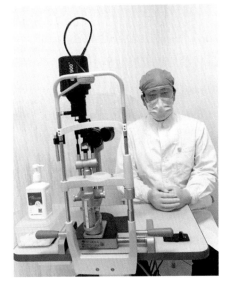

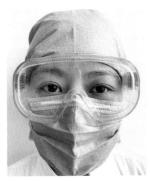

图 4-5 佩戴医用口罩帽子
防护镜后效果图

图 4-6 门诊医生接诊患者防护措施图

54%~66%+ 正丙醇 9%~11%）完全擦拭手，必须将每一个患者都作为潜在的新冠肺炎患者对待。若确实需要接触疑似患者或高危人员，必要时加用防护面罩、一次性手术衣或直接穿防护服。

2. 裂隙灯、眼底前置镜等近距离检查项目，存在很大的院内感染风险。如果医师在近距离操作检查过程与患者交谈，或患者有咳嗽、喷嚏等，会造成飞沫传播。

为了避免医患之间交流时感染，可以利用废弃 X 线片、CT 片等作为防护挡板放置于裂隙灯显微镜上，卡在裂隙灯两个目镜尾端，人为制作一个医患防护屏 / 隔离板，减少医患之间交叉感染。

制作方法如下：

（1）将用过的胶片置于50℃以上恒温热水充分浸泡,变软后用尺子刮除上光剂;但要注意,如果将胶片仅仅浸泡半小时至1小时,胶片会变成浅黑色或天蓝色,有色挡板会影响医患之间的交流,双方看对方都不太清楚,有碍于医生检查病人;建议最好50℃以上恒温热水浸泡2小时以上,胶片基本变成无色(图4-7),这样让医患都能看清对方,便于交流。另外,为了让胶片尽快脱色,也可以在温水中加入84消毒片(1升水加1~2片),缩短浸泡时间。缺点是浸泡后有刺鼻异味,建议充分晾干后再使用。

图4-7　充分浸泡后变成接近无色的X光线胶片

（2）防护屏上下比例要适中,以显微镜目镜为上下中间分界线,上下比例基本对称(切忌上部比例太小),不然起不到医患充分隔离作用。

（3）安装分为三个步骤:调整显微镜目镜瞳距与防护屏两孔对接,沿目镜套入到底部并固定,最后调整为自己瞳距(图4-8)。

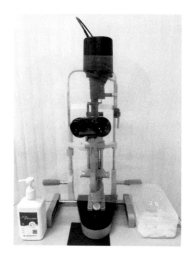

图4-8　放置胶片防护屏在裂隙灯显微镜上(裂隙灯操作台上标配有75%乙醇消毒棉球及消毒凝胶)

3. 接诊时,尽量少触碰诊室内物品及患者物品(如签字的笔、就诊卡、门诊病历、检查报告等),避免碰触自己头面部,尤其不要接触双眼。

三、门急诊接诊医师防护措施

1. 首先警惕"红眼病"患者。新冠病毒感染可引起结膜炎,可表现为结膜充血、怕光、流泪、异物感、疼痛等症状,伴少量水样、稀薄黏液样分泌物,偶尔可见小片状结膜下出血,重症患者可出现严重的结膜充血、水肿。注意:即使是单纯"红眼病"患者不是新冠肺炎患者也要立即上报。

2. 采集病史时与患者保持至少 1m 距离,注意筛选可能感染新冠病毒的患者。如果患者出现明显发热、咳嗽、呼吸困难等症状,应警惕新冠病毒肺炎可能性,应及时进行肺部 CT、咽拭子核酸检测、血常规等检查,并及时上报,根据疑似病例的具体情况安排启用隔离留观病房。

3. 对于需要进行眼底检查的患者,尽可能使用间接眼底镜或眼底照相进行检查,替代需近距离接触的检眼镜等检查;对于需要进行房角检查的患者,可以采用前节相干光层析成像术(眼前节 OCT)进行检查;对于必须进行房角镜或超声活体显微镜(UBM)检查的患者,应在每次操作前后,对接触患者角结膜的眼科器械进行充分有效的消毒,避免交叉感染。

4. 快速明确诊断。准确判断患者的病情,对于需要急诊手术的患者,首先应请内科会诊排除患者感染新冠病毒的可能性,再按正常急诊手术流程进行。

5. 应减少患者反复就诊,尽量一次性给予能够给予的药物,仔细讲解使用方式、剂量。如药物无法控制病情应立即通报上级医生进行会诊,决定是否进行手术。

6. 严格消毒检查器械与设备,接诊每一位患者前后应洗手。每位患者就诊前后,均需对裂隙灯显微镜的下颌托、额托及扶手、板凳等接触处进行 75% 乙醇擦拭消毒,减少病毒在医患、患患之间传播。裂隙灯显微镜可使用 0.5% 过氧乙酸溶液消毒,镜头用乙醚清洗。

7. 检查患者时避免接触患者的泪液、分泌物。接触患者、污染物、摘戴口罩前后要严格清洁双手,减少不必要的言语沟通。

8. 接诊每一位患者前后用流动洁净水洗手,按照七步洗手法,认真洗后,再用 75% 乙醇棉球或消毒凝胶擦拭干净。但如果手部已有破损,务必要戴好一次性医用手套,并及时更换。

9. 诊室定期通风消毒,保证诊室内一医一患,防止交叉感染。

10. 就餐前后洗手、消毒,根据情况可选择轮流就餐,减少交叉感染。尽量不携带私人手机进入污染区。

11. 从工作单位回到住所后,应做到住所良好通风,家庭成员间减少接触,应洗澡、洗头,换洗的衣物用开水浸泡 30 分钟。

第三节　门急诊护理人员防护处理措施

一、预检分诊

1. 对每位就诊患者进行精准预检分诊和严格医学管控,

测量体温,询问流行病学史,现场登记身份证号码与手机号,除设立悬挂于医院外部大的醒目指示牌,还要设立医院内部小的指示牌(图 4-9),对体温≥37.3℃的患者快速分诊至发热门诊,不得在其他

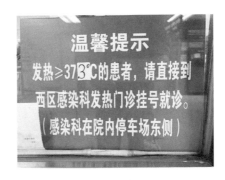

图 4-9 医院内部发热门诊指示牌

患者中候诊,减少就医人群在医院内交叉感染的风险。对符合以下情况之一的患者进行隔离候诊:

(1)发病前 14 天内有武汉及周边地区,或其他有病例报告社区的旅行史或居住史;

(2)发病前 14 天内与确诊新冠病毒感染者有接触史;

(3)发病前 14 天内曾接触过来自武汉市及周边地区,或来自有病例报告社区的发热或有呼吸道症状的患者;

(4)发病前家庭内或同事间有聚集性发病情况发生。

2. 可使用智能辅助分诊系统,目前已有医院采用,根据就医者流行病学史、症状、体温和心率等数据,将患者患病风险自动分级为低危、中危、高危三组,提高分诊效率。

二、人员的防护与监测

(1)分诊台医务人员应穿戴工作服、医用帽、医用外科口罩,有条件者可戴医用护目镜或防护面罩(图 4-10),配备测试体温枪,并备齐替换的防护用品,包括口罩、75% 乙醇擦拭棉片、

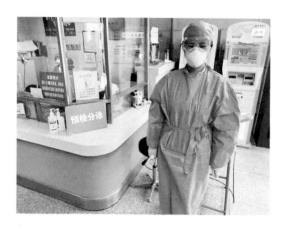

图 4-10　预检分诊人员防护措施

纸巾等。接触病人或其检验报告单后,及时进行双手消毒。

(2) 尽量减少与患者面对面交流,与患者保持至少 1m 以上距离。

(3) 不轮班的门急诊护理人员居家备班。保证充分的营养摄入和休息,与家人保持一定距离,避免可能存在的传染风险。

(4) 注意医疗工作每个细节的防护,主要目的是隔离并治疗新冠病毒传染源,切断传播途径。

(5) 加强对门急诊护理人员疫情知识的宣教,增加心理健康的监护力度。

(6) 每日监测并登记护理人员体温、健康情况等。

三、不同诊区环境管理

1. 眼科门急诊候诊区环境管理

(1) 引导候诊患者实行一患一陪,减少候诊区人员密度。

每名患者最多固定一名陪护,且陪护者同样需配合接受相关流行病学调查及体温监测。

(2) 维持候诊区秩序,引导患者安静、有序候诊。

(3) 监督患者全程戴医用防护口罩等候就诊,高危患者候诊除戴医用防护口罩外可加戴防护面罩、手套等。

(4) 候诊区尽量与诊疗区隔离,保持良好的通风条件并按时进行地面、座椅、桌面消毒。

(5) 制作教育视频短片在候诊大厅循环播放,引导患者注意咳嗽与打喷嚏礼仪,了解就诊流程及眼科检查配合动作。

2. 眼科门急诊室环境管理

(1) 就诊室患者戴口罩一进一出,保证一医一患就诊,减少诊室内医护人员、患者密度,避免人员聚集,保持空气流通。

(2) 及时补充诊室内口罩、快速手部消毒剂、75% 乙醇擦拭棉片以及纸巾等防护用品。

(3) 每位患者就诊前后,均需对裂隙灯显微镜的下颌托、额托及扶手、板凳等接触处进行 75% 乙醇擦拭消毒,减少病毒在医患、患患之间传播。裂隙灯显微镜可使用 0.5% 过氧乙酸溶液消毒,镜头用乙醚清洗。

(4) 患者使用过的物品,包括签字的笔、就诊卡、门诊病历、检查报告等均应视为污染物,应选择固定的区域作为污染区放置这些物品,污染区应按照规定消毒。

(5) 一日诊疗结束后,诊室以 250~270nm 紫外线消毒半小时至 1 小时。

第四节　眼科相关检查防护措施

目前新冠病毒对于眼部的影响和传染途径尚未明确,但由于部分眼科检查仪器与眼表或者泪液接触,容易造成交叉感染,因此疫情期间可暂参照 2003 年 SARS 期间《中华医学会眼科学分会对做好一些眼科检查器具消毒工作的推荐意见》执行,重视一人一用一消毒以及使用前后的手消毒。

一、眼科检查器具消毒

根据最新发布的《新型冠状病毒诊疗方案(试行第六版)》所述,病毒对紫外线和热敏感,56℃以上 30 分钟、乙醚、75% 乙醇、含氯消毒剂、过氧乙酸和氯仿等脂溶剂均可有效灭活病毒,氯己定不能有效灭活病毒。0.5% 过氧乙酸溶液,浸泡 30~60 分钟可有效杀灭病毒。可用紫外线消毒医疗场所,持续 30~60 分钟,250~270nm 短波紫外线消毒效果最佳。

1. 非接触类眼科检查设备:裂隙灯、OCT、视野机、角膜内皮镜检查等,使用前后均应使用 75% 乙醇棉球擦拭患者下颌、额头、手接触的区域(图 4-11),以及接近患者角膜的检查仪器头。

非接触眼压计使用喷气式的非接触方式。有研究表明非接触眼压计在测量眼压的瞬间,荧光照相机下可见眼表泪液在气压的冲击下,形成大片气溶胶粒子,而这些气溶胶粒子随着测量人数持续增加,仪器在半封闭状态下,测量口附近的气溶胶粒子浓度持续增加且有累积效应。

由于测试时患者的呼吸也可产生少量气溶胶,如果受检者不戴口罩,产生的气溶胶浓度会明显高于戴口罩。尤其在疫情期间,使得患者及医护人员面临交叉感染风险。

有研究发现,气溶胶颗粒随着空气流通而很快消失。所以从理论上,建议非接触式眼压计需放置在相对通风的地方,增加环境空气的流通,并

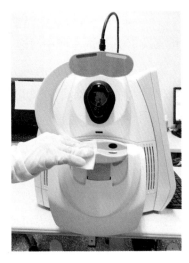

图 4-11 患者接触过的检查仪器要消毒

适当延长检测的时间间隔,尽量缩短患者在医院和检查室内的停留时间;减少测量频次,减少气溶胶粒子的产生和累积。

建议每次测量患者眼压后应用 75% 乙醇或 3% 过氧化氢棉球擦拭测量头表面及患者接触区;疫情期间每测量一个病人都应该将非接触眼压计消毒一次,室内通风一次,防止检查室内气溶胶浓度越来越大造成交叉感染。

2. 接触类眼科检查设备:如 Goldmann 压平眼压计的测压头、前房角镜、三面镜、各种眼科激光接触镜、眼部 A/B 超探头、UBM 等在检查时直接接触患者的眼表和泪液,均应经过有效消毒,方能再次使用。

(1)在使用前应当首先清洗器具,再以 75% 乙醇或 3% 过氧化氢棉球仔细擦拭至少 3 次后方可使用。

（2）也可将器具放入10%次氯酸钠（家用漂白粉）、3%过氧化氢或70%异丙基醇中浸泡5分钟，用消毒棉球揩干后使用。

（3）不论采用何种消毒方法，在使用这些器具前均应使用生理盐水仔细清除消毒剂，以免引起角膜损伤。

（4）超声检查仪器的消毒：由于检查过程中超声探头直接接触患者的眼表与泪液，为防止交叉感染，在每位患者检查前后，应用75%乙醇或消毒湿巾纸对探头及线缆进行擦拭消毒，或采用超声探头消毒机对探头实施消毒，将探头放入消毒机探头卡槽内，自动消毒30秒后方可使用；超声仪器及电脑等设备，应采用75%乙醇或3%过氧化氢消毒液等擦拭消毒，每日1~2次。

3. 神经眼科特殊检查注意事项

（1）叩诊锤的消毒：使用前应当先清洗器具，再以75%乙醇或3%过氧化氢棉球仔细擦拭至少3次后方可使用；或将器具放入10%次氯酸钠、3%过氧化氢或70%异丙基醇中浸泡5分钟后，用消毒棉球揩干后使用。

（2）抗体检测：抽血者与检测者均要严格做好自我防护，血样需要单独存储，检测完严格处理，避免样本之间的交叉污染和实验室感染。

（3）腰椎穿刺术：在疫情防控期间，应严格把握适应证，尽量用其他检查代替。术者与检测者应严格做好防护，脑脊液标本应单独存储，检测完严格处理，避免污染。

二、检查时眼科医护人员防护措施

1. 检查者应穿着工作服，戴医用防护口罩、工作帽、乳胶手套,有条件的提倡戴头面部防护屏(图 4-12)或护目镜;严格遵守手卫生规范,尤其在进行接触类眼科检查时更应注意(图 4-13)。

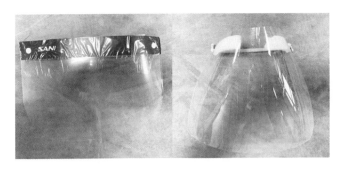

图 4-12 医务人员自制头面部防护屏

2. 检查应当在通风良好或负压环境内进行,应尽量减少检查室内检查频次,防止交叉感染,检查室内人数限制在患者所需护理和支持的最低数量。

3. 重视一人一用一消毒以及检查前后的手消毒。

4. 当个人防护用品破损或被血液、分泌物等体液污染时,应及时更换。

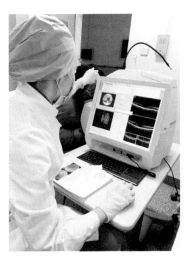

图 4-13 护理临检人员为患者检查时防护措施

三、检查时患者防护措施

1. 戴外科口罩在检查室外等候呼叫,远离人群。

2. 提前了解检查流程及检查配合动作。

3. 进入检查室后,避免触碰检查室内检查器械、设备。

4. 听从医务工作人员指导。

5. 离开诊室后,避免用手揉眼睛、接触面部,做到勤洗手,保持手部卫生。在医院内尽量远离人群,把院内感染风险降到最低。

第五节　眼面部护具的正确选用和使用方式

一、眼面部护具总体选用原则

1. 在家且周边无疑似或确诊病例的一般人群,无需眼部防护;接触较多人群的工作者,有条件情况下可以选用安全眼镜。

2. 可能接触疑似患者的眼科医护人员,需佩戴医用护目镜,必要时可联合防护面罩。

二、选用护具类型

1. **安全眼镜**(图 4-14)带有侧边防护的安全眼镜或者平光的安全眼镜也可以提供较好的眼部防护,但密闭性不如护目镜。

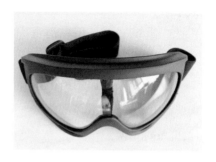

图 4-14　安全眼镜

2. **医用护目镜**(图 4-15)　可物理阻隔感染物、播散物或呼吸气体中的小颗粒溅入眼部,护目镜最好密封、遮边、无通风孔、与面部接触紧密。

3. **面罩**(图 4-16)　可遮挡前方和周边的一次性面罩、头盔式防护面罩等,可物理阻隔感染物、播散物或呼吸气体中的小颗粒溅入眼部及颜面部。在高危情况下一般建议面罩与护目镜联合使用。

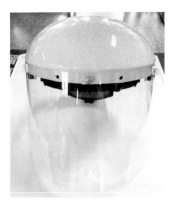

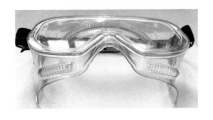

图 4-15　护目镜　　　　　图 4-16　头盔式防护面罩

三、眼部护具使用时注意事项

1. 选用经产品检验机构检验合格的。

2. 在进入患者区域前戴好眼部护具,戴前应洗手,检查有无破损。

3. 双手戴眼部护具或防护面罩,调节其舒适度。

4. 在离开患者房间或者执业场所时取下护具,并仔细清洁双手。

5. 一次性用品应及时丢弃于相应垃圾桶内,可重复使用眼部护具,需按照厂家建议及时清洁及消毒,防护面罩、眼罩可使用 75% 乙醇消毒后温水冲洗风干。

6. 如果是由于外部划伤损伤等导致的面罩或眼罩模糊不清,应及时更换。

7. 如果是由于外部环境温度与佩戴者体温的差异出现的面罩或护目镜起雾,影响医务人员操作,增加污染的风险时,建议用如下方法解决:

(1)用泳镜专用防雾剂喷洒内面,晾干(大约 5~10 分钟),即可使用。

(2)用洗洁精/洗涤灵涂抹护目镜内面,晾干(大约 5~10 分钟),即可使用。

(3)用消毒湿纸巾折叠放置于鼻梁处,再戴护目镜。

(4)使用皮肤消毒剂聚维酮碘(碘伏)涂抹面罩或护目镜内表面,防止起雾。原理是因为碘伏涂抹表面后离子碘变成分子碘,发挥氧化作用,形成保护膜。具体方法:①使用碘伏均匀地涂抹面罩或眼罩内层,倒出多余的碘伏溶液,②干燥后形成一层保护膜,干燥时间约为 5~10 分钟。科学研究和手术室临床实践证明,碘伏对面罩及护目镜防雾效果良好,可以持续工作 4~5 小时不起雾,且不影响面罩及护目镜使用功能,但有视物变黄现象(图 4-17)。

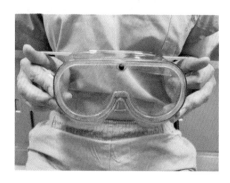

图 4-17　碘伏涂抹后的护目镜

第六节 眼部病毒感染的检测

眼部冠状病毒检测与诊断手段众多,包括细胞学检查、免疫学检查、分子生物学检查等。

一、细胞学检查

涂片细胞学检查是一种有创的检测方式。在裂隙灯生物显微镜下刮取眼部组织(角膜或结膜的组织细胞),继而通过涂片及染色方法,在光镜下对细胞内病毒包涵体、合体细胞、单核-巨噬细胞、淋巴细胞及中性粒细胞等进行观察,有助于对冠状病毒感染的诊断。此外也可涂片后直接进行电镜检测。

以眼表组织为例,其大致的取材步骤包括:

(1) 表面麻醉:1% 丙美卡因滴眼液 1~2 滴,进行表面麻醉。

(2) 取材:在裂隙灯生物显微镜或手术显微镜下用 15 号圆形手术刀片刮取病变边缘或组织表面(如角膜溃疡、结膜滤泡、乳头、结膜伪膜等)。

(3) 涂片:取材完成后,将组织均匀涂布于洁净载玻片上,尽可能形成单层或薄层细胞。

二、免疫学检查

免疫学检查的核心原理,是检测冠状病毒的抗原或抗体,也可检测病毒的代谢产物。依其原理可主要分为三种:免疫荧光法、免疫化学法、血清学检查。

1. 免疫荧光法为病毒辅助诊断的主要方法之一,此种方法主要的优势在于分离培养非急性期病毒。

2. 免疫化学法的原理是利用特异性酶标记病毒的抗原或抗体,无需荧光染料,因此也称为酶联免疫法。

3. 血清学检测包括:中和试验、补体结合试验、血清抑制实验、乳胶凝集试验、化学发光测定等。此种方法可在一定程度辅助判断冠状病毒感染的可能性,但有一定局限性。

三、分子生物学检查

分子生物学检查是以聚合酶链反应(PCR)为核心原理的检测方法。其方法相对灵敏,对于提高冠状病毒检出率,明确病因有重要作用。此外,也可对病毒拷贝数进行半定量或定量检测,用于病原体的快速诊断。

由于眼部标本的样本量小,采集时应尽可能地多采集一些标本(眼表及眼内标本均需要),且应在发病早期或急性期采集标本,从而提高检出率(因拷贝数较高)。在进行眼表组织病毒检测标本的采集时,可同时采集泪液,提高潜在的病毒核酸含量。标本应采用冷链转运,在 2~8℃下短期保存,–80℃下长期保存。

较为常用的 PCR 方法包括:RT-PCR、实时定量 PCR、多重PCR 等。

RT-PCR 主要用于检测 RNA 病毒,基本原理与普通 PCR 类似。此种方法需要在第一轮循环时进行逆转录 cDNA 的合成。实时定量 PCR 分为染料法或探针法,例如 SYBR Green 或

TaqMan 探针。实时定量 PCR 的主要优势在于可监测扩增进度，并通过标准曲线判断初始的拷贝数。多重 PCR 是多重病毒感染、病毒及其他病原体混合感染时的主要检测方法。通过合理有效的多对引物设计，采用多重 PCR 可以提高混合感染的实验室诊断效率。

（编者:姚沁楠　接英　王开杰　王丹丹

李玉　范蕊　马小杰）

（审校:李婧　张阳）

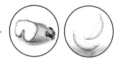

第五章

眼科病区管理及防护措施

第一节　病区管理原则

一、眼科病区的划分管理

1. 结合实际情况科学调整病房布局,在医疗区内选择相对独立且便于医务人员出入的区域,作为新冠肺炎感染患者隔离病区,并避免隔离病区对其他病区的影响。据疫情规模合理设置隔离病区床位,在隔离病区内明确划分出医务人员生活区、工作区,再将工作区按下列原则分为清洁区、半污染区和污染区。

(1) 清洁区:没有患者或患者排泄物、分泌物等污染的区域。包括:医务人员值班室、增加医务人员走廊、会议室、配餐室、病区内库房、示教室等。

(2) 半污染区(潜在污染区):位于清洁区与污染区之间,有可能被患者排泄物、分泌物等污染的区域。包括:病区内走廊、护士站、治疗室及处置间、患者配餐间等。

（3）污染区：新冠肺炎疑似/确诊患者接受诊疗，有患者排泄物、分泌物污染的区域。包括：隔离病室、卫生间、污衣污物存放处、病区外走廊、电梯、患者入院、出院接诊处等。

2. 将隔离病区内的走廊划分为医务人员走廊、病区内走廊（工作走廊）、病区外走廊（患者走廊）。

（1）医务人员走廊：设在清洁区内，用于医务人员进出，灭菌、消毒及清洁物品等的传递。

（2）病区内走廊（工作走廊）：设在半污染区，用于医务人员进出，灭菌、消毒及清洁物品等传递。医务人员自清洁区进入病区内走廊须通过设立的缓冲间。

（3）病区外走廊（患者走廊）：设在污染区，患者和污染物品、医疗废物等由专用通道（垂直电梯等），经病区外走廊运出隔离病区。

3. 在隔离病区设置两通道——患者及污物通道，医务人员通道。

（1）患者及污物通道：出入口设在污染区的一端。患者由专用通道（垂直电梯等）进出病室。使用后的诊疗物品、床单等用物和医疗废物可在此通道暂存。

（2）医务人员通道：出入口设在清洁区一端。医务人员、灭菌消毒及清洁物品由专用通道（垂直电梯等）进出清洁区。

4. 设立缓冲间分为区域缓冲间和病室缓冲间，为医务人员进出三区、病室须经过的区域。缓冲间两侧的门不能同时开启，防止病毒传播。在缓冲间内设置非接触式洗手装置、免接触洗手液及干手装置、清洁防护物品（隔离衣、手套、防护眼镜等）存放柜、使用后被污染的工作人员防护装备收集容器（非手触式）。

（1）区域缓冲间：设置在清洁区与半污染区、半污染区与污染区之间，分别设医务人员进、出通道和实际隔离屏障，不得交叉逆行。

（2）病室缓冲间：设置在病区内走廊与病室之间，门上应设小尺寸观察窗。

5. 设立患者配餐间

入口处设在半污染区，设密闭式传递窗，运送餐食的清洁餐车经专用电梯送入清洁区。工作人员在配餐间分取后采用病区内餐车分送，并由各病室的密闭式传递窗送至病室内。传递窗打开一侧时另一侧应呈关闭状态，不得同时开启。患者用餐的餐具等弃置于内衬双层医疗废物包装袋的容器内，由专人负责统一回收，密闭运送至医疗废物暂存处。

6. 设置感染患者专用电梯及医护人员专用电梯。评估电梯客流量，避免在上下班或探视高峰时间出现电梯口排队或拥堵现象，尽可能降低病毒传播概率。

二、病区患者管理诊疗原则

1. 告知患者及家属住院相关注意事项，如听从医务人员指导、配合治疗时间安排、不得擅自闯入医生办公室、探视人员应在规定时间内进行探视等。

2. 实行医疗组责任制管理制度，可设每个二线医生为医疗组组长;设病区负责人,负责病区行政管理及协调组织工作。

3. 严格执行核心医疗制度:

(1) 三级查房制度:三线医生每周查房 2~3 次,二线医生每日查房。

(2) 值班制度:三线医生院区总体值班,二线医生以同楼层两个病区为单位值班,一线医生以病区为单位值班。

(3) 病案及信息管理:每个病区设置信息员,负责病区信息统计上报工作。每位上班医生对新送到的化验单结果进行分析诊断,如有新诊断的感染病例,按照医院相关要求上报,并及时填好传染病报告卡。

4. 病区患者的监测与护理

(1) 严密监测患者生命体征,重点监测体温,呼吸节律、频率和深度及血氧饱和度等,观察患者意识状态、全身症状,有无全身肌肉疼痛、乏力、食欲下降等,观察患者咳嗽、咳痰、胸闷、呼吸困难及发绀等情况。

(2) 发热患者根据医嘱给予退热处理,使用退热药物后,密切监测体温变化和出汗情况。

(3) 根据医嘱实施氧疗并严密观察氧疗效果,及时调整给氧流量。

(4) 加强患者基础疾病的护理,如高血压、糖尿病、慢性肾功能不全等。

(5) 对生活不能自理的患者,做好日常生活护理。

(6) 做好皮肤管理(皮肤护理)、压力性损伤的预防和处理。

(7) 记录 24 小时出入量并做好护理记录。

（8）加强患者营养支持，给予高热量、高蛋白、高维生素且易消化的食物，根据医嘱给予重症患者肠内或肠外营养支持。

第二节　病区医护人员的防护措施

一、非暴露性一般性诊疗的防护措施

穿着工作服，佩戴医用外科口罩、医用手套、工作帽，严格执行手卫生规范，包括：间接接触患者、导诊、对非新冠肺炎患者的无操作的问诊及查房。

二、无创、非侵入性诊疗操作的防护措施

穿着工作服，佩戴医用外科口罩/医用防护口罩、工作帽、医用手套，严格执行手卫生规范，减少不必要的言语沟通，尤其是近距离检查时尽量避免与患者交谈。包括：裂隙灯、检眼镜、OCT 等专科检查及有非侵入性操作的问诊。

三、有创、侵入性诊疗操作的防护措施

穿着工作服，佩戴医用外科口罩/医用防护口罩、工作帽、防护面屏/护目镜、医用手套、严格执行手卫生规范。检查操作包括：Goldmann 压平眼压计的测压头、前房角镜、三面镜、各种眼科激光接触镜、眼部 A 超探头、直接检眼镜等，这些仪器都是在检查时直接接触患者的眼表和泪液，还有前房穿刺、玻璃体注射、门诊激光治疗等。

四、进入到污染区或隔离病房及为疑似／确诊新冠肺炎患者进行诊疗的防护措施

穿着医用防护服(一次性)、隔离衣,佩戴医用防护口罩、工作帽、防护面屏／护目镜、双层医用手套(图 5-1),严格执行手卫生规范。操作应当在通风良好或负压的环境内进行,尽量减少诊疗室的人数。包括:有血液、分泌物等体液喷溅或可能产生气溶胶的疑似或确诊患者眼部标本的采集、眼内手术等情况。此外,每次接触患者前后应当严格执行手卫生规范。一次性个人防护用品应严格一次性使用,当个人防护用品破损或被患者血液、分泌物等体液污染时,应及时更换。

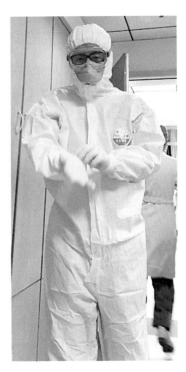

图 5-1　进入隔离病房的防护措施

第三节　病区医护人员日常生活的防护措施

一、三餐饮食的防护

餐前饭后勤洗手，做好手卫生管理。必要时可考虑轮流就餐或者单人单桌就餐，避免就餐时不必要的交谈，减少医护人员之间的交叉感染。餐食注意均衡营养搭配，保证蛋白质和能量摄入，同时合理安排每日的饮水量及饮水时间，避免频繁去卫生间、多次穿脱防护服，必要时也可考虑成人尿不湿。

二、手机通信

尽量不携带私人手机进入隔离病区。根据相关报道，病毒在光滑无孔物体表面更易存活，存活时间从数小时至数天；手机表面光滑，有利于病毒存活，普通消毒不易取得很好的效果。并且在穿戴防护服时也不便使用手机。建议与家人朋友说明情况，在休息时间再使用手机进行联系。

三、住宿

值班室尽量单人单间，室内保持良好通风。从病区回到住处，建议及时清洗身体，家庭成员之间也可视情况减少接触，最好保持 1 米以上距离，换洗的衣物可放于开水中浸泡 30 分钟进行简单消毒。

第四节　加强病区患者、仪器和环境的管理

一、加强病区患者管理

1. 疫情期间，建议暂缓接收如白内障、近视屈光手术等择期手术患者，以减少院内感染的可能。对于需急诊处置的患者，应在规范防护下收治。包括：中重度眼外伤、眼内炎、需急诊手术的青光眼、孔源性视网膜脱离等。

2. 加强对新入院患者流行病学史的问诊。必须询问 14 天内或更长时间的行程和密切接触史，有无发热、乏力、干咳等不适，若存在相关病史，则禁止通知入院。

3. 对有急诊入院指征的患者也必须进行流行病学调查，一旦有以上症状和经历，应及时向相关部门汇报，必要时进行胸部 CT 平扫及病房和手术室二次病毒核酸检测。排除以上情况者，若收治入院，亦建议与原有病情稳定或危重患者分开收治管理，加强教育，密切监控，直至满 14 天或以上才能择期安排手术。

4. 严格执行探视制度，减少人员流动。眼科原则上不设陪护，确需陪护的患者应严格一患一陪，陪护人员必须每日测量体温，并督促教育做好手卫生。

二、病区检查仪器的消毒

（1）非接触类眼科检查设备：包括裂隙灯、非接触眼压计、

OCT、激光机等,在每次检查或治疗前后均应使用75%乙醇棉球擦拭患者下巴、额头、手接触的区域,以及接近患者角膜的检查头。

(2) Goldmann压平眼压计、前房角镜及三面镜的消毒:对于一般患者,在使用Goldmann压平眼压计的测压头、前房角镜、三面镜及相关的眼部接触性检查器具前,应使用软肥皂清洗检查器具,并于自来水下流水冲洗3~5分钟后使用。怀疑已被传染病患者使用或当地有传染病流行疫情时,应当首先清洗器具,再以75%乙醇或3%过氧化氢棉球仔细擦拭后方可使用。或将Goldmann压平眼压计的测压头、前房角镜、三面镜放入10%次氯酸钠(家用漂白粉)、3%过氧化氢或70%异丙基醇中浸泡5分钟后使用。不论采用何种方法消毒,在使用这些器具前均应仔细清除消毒剂,以免引起角膜损伤。

(3) 直接检眼镜检查后:75%乙醇棉球擦拭整个直接检眼镜,手消毒。

(4) 裂隙灯前置镜使用后:75%乙醇擦拭裂隙灯相关部位及前置镜,手消毒。

(5) 间接检眼镜头灯使用后:75%乙醇棉球擦拭整个头灯,手消毒。

三、做好病区环境管理

1. 新冠病毒感染患者集中医学观察场所的选择及内部设施要求

(1) 集中医学观察场所应选择下风向、相对偏远、交通便利的区域,距人口密集区较远(原则上大于 500 米)、相对独立的场所。不得在医疗机构设置集中隔离的场所。

(2)集中医学观察场所内部根据需要进行分区。分为生活区、物质保障供应区和病区等,分区标示要明确。有保证集中隔离人员正常生活的基础设施,具备通风条件,并能满足日常消毒的条件。

(3)应当具有独立化粪池。污水在进入市政排水管网前应进行消毒处理,定期投放含氯消毒剂,消毒 1.5 小时后,总余氯量 10mg/L。如无独立化粪池,则用专门容器收集排泄物,消毒处理后再排放。

(4)集中医学观察场所需提供单间,一旦出现发热、咳嗽等呼吸道感染症状或腹泻、结膜充血症状,及时进行标本采集进行检测。

2. 严格垃圾分类管理,保持病房环境清洁。医疗废物和生活垃圾应严格分类管理。严格对诊疗环境,包括空气、地面、物体表面,进行每日消毒。

3. 做好终末消毒

(1)消毒时间:病区隔离病房,在病例转院或死亡后,或无症状感染者核酸检测转阴后。

(2)消毒对象:地面、墙壁,桌椅、床头柜、床架等物体表面,患者衣服、被褥等生活用品及相关诊疗用品,以及室内空气等。

四、及时上报情况

执行病房发热患者报告制度,每日由病区医生及护士定时向医务处汇报患者发热情况。

第五节　WHO 推荐医护人员防护基础

一、穿戴个人防护器具的流程(图 5-2)

1. 穿戴流程

(1) 穿防护服。从颈部到膝盖,手臂至手腕以及后背全部覆盖到,系紧脖子和腰处。

(2) 戴好口罩或呼吸面罩。在头部和颈部固定好口罩,调节鼻梁处金属条使其紧密贴合鼻梁,将口罩紧密贴合面部并拉至颌部以下,固定好呼吸面罩。

(3) 戴好护目镜或防护面罩。调整其位置以保护好面部和眼睛。

(4) 戴好手套,使其覆盖好手腕处及手腕处防护服。

2. 注意事项

(1) 在穿戴过程结束后,应采取安全工作防护措施保护自身和避免污染:手不要接触面部。

(2) 限制物体表面接触。

(3) 手套破裂或被污染时及时更换。

(4) 实施手卫生。

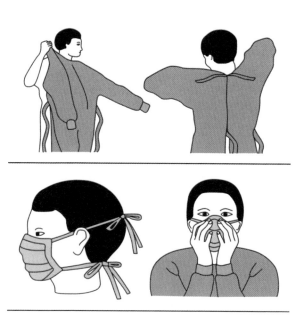

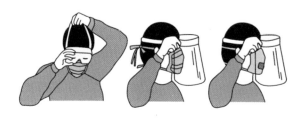

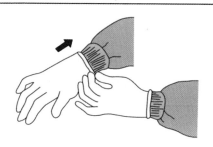

图 5-2　穿戴个人防护器具流程

二、安全去除个人防护器具的流程：可选择方式Ⅰ (图5-3)

有多种方式可以在保证不污染衣物、皮肤、黏膜组织的前提下去除个人防具。在离开病房前去除除口罩外的所有防护器具，离开后去除口罩，关闭病房门。流程如下：

1. 手套。手套外是污染的，脱手套时若手污染则立刻洗手或用含75%乙醇手消液消毒，以一带手套的手抓另一只手套的掌侧脱掉该手套，用戴手套的手抓住脱下的手套，脱掉手套的手指自手腕处插入另一手套的内侧脱掉该手套，将手套扔到医用垃圾容器。

2. 护目镜或面罩。护目镜或面罩的外部是污染的，脱护目镜或面罩时若手污染立刻洗手或用含75%乙醇手消液消毒，从头后摘下护目镜或面罩的头带或耳后系带，如器具是可重复使用的，放到专门的容器中进一步处理，如是一次性的则扔到医用垃圾容器。

3. 防护服。防护服的前面和袖子是污染的，脱手套时若手污染则立刻洗手或用含75%乙醇手消液消毒，解开系带，注意操作过程中手不要触碰身体，从脖子到肩膀依次脱下防护服，注意只能接触防护服内部，将防护服扔到指定医用垃圾容器内。

4. 口罩或呼吸器。口罩或呼吸器的前表面是污染的，不要接触，过程中若手污染立刻洗手或用含75%乙醇手消液消毒。先抓下方再抓上方系带，去掉口罩或呼吸器，注意不要接触前表面，扔到指定医用垃圾容器内。

5. 去除所有防护器具后立即洗手或用含75%乙醇手消液消毒。

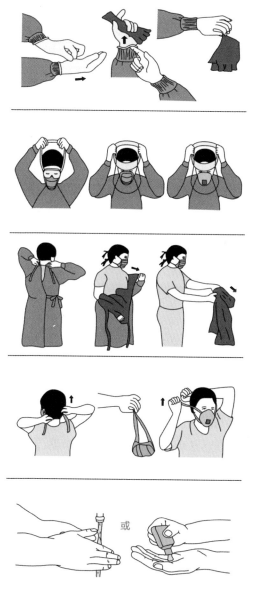

图 5-3　安全去除个人防护器具流程(可选择方式Ⅰ)

三、安全去除个人防护器具的流程：可选择方式 Ⅱ（图 5-4）

另一种方式流程如下：

1. 防护服和手套。防护服前表面和袖子以及手套外是污染的，过程中若手污染需立刻洗手或用含 75% 乙醇手消液消毒，用带手套的手抓住防护服前面，用力拉防护服扯断系带，脱下防护服并自内侧将其包成一团。脱防护服的同时脱除手套，过程中手只能接触手套和防护服的内侧，后将手套扔至指定医用垃圾容器。

2. 护目镜或面罩。护目镜或面罩的外部是污染的。脱护目镜或面罩时若手污染需立刻洗手或用含 75% 乙醇手消液消毒，从头后摘下护目镜或面罩的头带或耳后系带。如其是可重复使用的，放到专门的容器中进一步处理，如是一次性的则扔到医用垃圾容器。

3. 口罩或呼吸器。口罩或呼吸器的前表面是污染的，不要接触，过程中若手污染立刻洗手或用含 75% 乙醇手消液消毒。先抓下方再抓上方系带，去掉口罩或呼吸器，注意不要接触前表面，扔到医用垃圾容器。

4. 去除所有防护器具后立即洗手或用含 75% 乙醇手消液消毒。

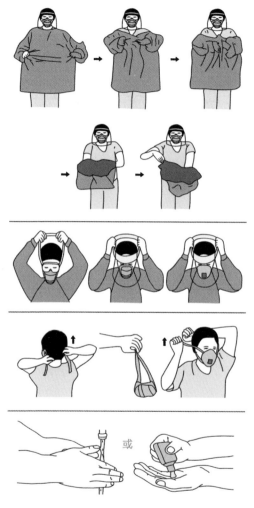

图 5-4　安全去除个人防护器具流程(可选择方式 Ⅱ)

(编者:刘振宇　张明昌　韩崧　胡爱莲

王亚星　贺琳　万月)

(审校:黄瑶　陈伟伟)

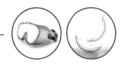

第六章

眼科手术期和围术期防护要求

　　大多数医院都拥有洁净手术室,新冠肺炎患者的眼科手术防护是否与其他感染性手术一样? 据初步统计,对于新冠肺炎患者的任何一般性手术,医生手术前光穿戴防护设备就需要27个步骤,12次消毒,这些步骤下来大约需要半个小时。在新冠肺炎疫情的防治全过程中,做好眼科围术期防护对于减少院内交叉感染,保护医务人员,保护所有患者,共同抗击疫情具有重要意义。

第一节　围术期医护人员的防护要求

　　围术期中可能存在多种传播途径造成的传染,包括呼吸道飞沫传播、接触传播、气溶胶传播等。可通过以下措施,妥善做好医务人员防护,减少病毒的播散。

　　(1) 建立三级防护机制。根据不同的暴露等级,采取不同的防护措施,以有效降低医务人员感染风险,并合理分配使用防护物资。手术医生与洗手护士实施三级防护,穿戴一次性工作帽、医用防护口罩(N95)、医用隔离眼罩、全面型防护面罩、一次性防护服或一次性防渗透隔离衣、一次性乳胶手套和一次性长筒鞋套;手术结束后,外层一次性防护服、鞋套、帽子、口罩、手套等全部脱掉,放入双层一次性医疗废物包装袋内;并按"七步洗手法"规范进行流动水洗手或使用速干手消毒剂,时间持续2分钟。注意:含75%乙醇或过氧化氢速干手消毒剂对新冠病毒敏感有效。麻醉医生可采用二级防护,包括穿戴一次性工作帽,医用防护口罩,防护服或一次性防渗漏隔离衣,一次性乳胶手套,头面部应加戴防护面屏,防止气管插管时感染。巡回护士可采用二级防护,杜绝参观人员进入手术间。

(2)接送病人过程中,患者需佩戴口罩,医务人员要按要求佩戴医用防护口罩,并穿着防护服、护目镜或防护面屏、手套、鞋套等。如果接送患者的过程中使用了平车,平车应与其他患者严格区分,做好标识及使用后的终末处理,避免与其他患者交叉使用。

(3)疫情防控期间眼科手术应在独立的负压手术间内进行,手术间应该具有独立的进出通道。如果没有负压手术间,应选择独立净化机组且空间位置相对独立的手术间,如没有层流系统的普通手术室要尽量选择空间位置独立的手术间。

在手术流程中,尽量做到物理分隔,避免和其他患者的交叉。手术室空气中的微生物水平与室内移动的人数成正比,应注意精简手术人员,减少手术期间人员的走动,尽量减少手术间内设备和物品,因而手术医生、麻醉医生、手术室护士要紧密配合,有效沟通。

在术前备齐手术用物,包括所需设备及备件、手术器械及敷料、一次性耗材及高值耗材,减少人员流动,减少手术间门的开关频次,以确保手术间的负压效能。手术期间适当的通风、湿度(<68%)和温度控制。疑似/确诊新冠肺炎患者在手术期间,应关闭好缓冲间,在手术间呈现负压值(−5Pa 以下)状态下,方可实施手术。

(4) 眼科手术相对精细,常常需要患者在术中绝对的安静。术前应充分评估患者情况,选择合适的麻醉方式。全身麻醉因涉及气管插管,且患者无法佩戴口罩进行防护,可能会加大病毒传播的风险。建议疫情防控期间尽量采用合理的局部麻醉方法。非全身麻醉患者术中应佩戴医用外科口罩。如果必须进行全身麻醉,应在气管插管与呼吸回路之间放置一次性过滤器,以减少对呼吸回路的污染。

(5) 手术中,上台的医生和护士动作要准确,各项操作要轻柔,保持从容镇定,切忌忙中出错,避免针刺伤、刀扎伤等不必要的意外伤害。

(6) 要特别重视公共区域及公共用具的防护,包括门把手、各种开关、电话机等,避免交叉感染。

(7) 如果患者为疑似/确诊病例,相关医务人员实行"医学观察"管理方案,参与手术的医务人员术后进行医学观察 2 周,观察期间每日监测体温,观察呼吸系统症状,若出现异常,及时就医治疗。

第二节 需行手术患者的防护处理措施

一、对于需行急诊手术患者的排查

1. **普通排查** 需行急诊手术的患者可以在排除新冠病毒感染的情况下进行手术。此次新冠肺炎发病具有部分患者在初期没有明显症状,甚至不发热或轻微发热,且潜伏期即具有传染性的特点,因此手术前筛查很重要。

医务人员术前应询问病史,测量患者体温。进行流行病学调查,应询问患者及家属 14 天内行程、密切接触史和有无发热、乏力、干咳等不适症状。若患者有与确诊患者或疫区人员密切接触史及呼吸道或消化道系统症状,并伴有典型的血液细胞改变(白细胞总数正常或降低,或淋巴细胞计数减少)和肺部 CT 影像学特征(早期呈多发小斑片影,后期发展为多发毛玻璃影、浸润影),可视为疑似病例。

2. **核酸检测** 为了进一步减少交叉感染的风险,在做好眼科术前患者疫情期健康信息收集的基础上,增加血液学及病原学检测很有必要。对术前患者增加鼻咽拭子、呼吸道深部痰液的新型冠状病毒标准化核酸检测(图 6-1),并联合检测淀粉样蛋白 A、C 反应蛋白及血常规,更有利于细菌与病毒感染的诊断和鉴别诊断。

通过对病人术前规范的病毒核酸筛查,可减少隐性病毒携带者的收住院或接受手术的概率,降低了院内交叉感染的风

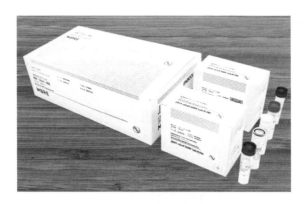

图 6-1　新冠病毒核酸检测试剂盒

险,同时减轻了手术医生及相关医务人员的心理和精神压力,保障眼科正常诊疗活动质量。

二、需行急诊眼科手术的疑似 / 确诊新冠肺炎患者处理

对于需行急诊眼科手术的疑似 / 确诊新冠肺炎患者,需要提前上报疫情防护管理部门,疾病预防控制中心应安排专人全程指导医务人员防护及手术室隔离消毒,由医院协调在符合标准的负压手术室进行手术。患者转运至手术室全程戴防护口罩,由专门通道进入手术室。参加手术的医务人员要严格实施三级防护,遵循防护用品穿戴流程。要严格控制术中使用一次性耗材,药品数量,尽量做到只进不出。

结束手术后,视患者具体情况及时将患者转入相关科室继续治疗新冠肺炎。急诊手术间产生的所有垃圾均按感染性医疗废物处理,双层医疗废物包装袋包装,封口严密,并做"新冠病

毒感染"标识。参与疑似新冠肺炎患者手术的医务人员术后隔离进行"医学观察",如疑似患者排除新冠病毒感染,则解除"医学观察"隔离;如患者确诊为新冠肺炎,则继续隔离进行"医学观察"至 14 天;参与确诊新冠肺炎患者手术的医务人员术后隔离进行"医学观察"14 天。所有隔离人员观察期间出现异常,及时就医治疗。

三、需行限期手术患者的处理措施

鉴于眼科手术前无法常规排除新冠病毒感染者,医务人员存在潜在的感染风险,建议在新冠肺炎流行地区尽量不行择期手术,限期手术应尽量推迟进行,以最大限度降低患者和医务人员的感染风险。

对已经安排好的限期手术和择期手术,可以通过电话,短信等非接触式方式及时告知患者,向患者解释需要推迟手术的原因,并向患者及家属提供居家期间慢病管理知识和术前注意事项。

第三节 手术设备及器械的防护要求

一、眼科手术室仪器设备的处理措施

眼科手术室仪器设备主要包括手术显微镜,手术辅助操作仪器(例如白内障超声乳化仪、视网膜玻璃体切割机)和器械灭菌设备等。疫情防控期间,应当加强仪器设备的清洁、灭菌和保

养。每日手术前后清洁擦拭仪器表面。显微镜镜头必须保持清洁，如有灰尘用吹气球吹除，如沾有液体、血迹或油污，可用脱脂棉蘸取无水乙醇和乙醚的混合剂(1∶1)，由中央向周边将镜头轻拭。

眼科仪器操作手柄及管道细长，使用后要用蒸馏水彻底冲洗清洁后，再行灭菌处理方能再次使用。根据不同的材质选择快速高压蒸汽和环氧乙烷(EO)低温灭菌2种方式，高压灭菌每锅有化学指示剂，定时做生物监测；EO灭菌每锅生物监测，每次消毒均应放置消毒化学指示剂。手术结束后，对手术仪器进行紫外线消毒。

二、眼科手术室器械的处理措施

眼科手术器械包括普通手术器械及显微手术器械两大类。许多眼科手术器械作用端精密细小，多带有狭窄内腔和缝隙，难以彻底清洗，残留的颗粒物存在传播病毒的风险。若清洁不够彻底，手术器械上残留物会在微生物表面形成一层保护层，妨碍消毒灭菌因子与微生物接触或延迟其作用，从而妨碍灭菌和消毒的效果。

新冠肺炎疫情防控期间，应当建立器械预处理、清洗和灭菌的标准流程，保证完成预洗、清洗、漂洗和灭菌各个步骤的时间充足。眼科手术器械的清洗消毒应严格遵守器械和化学品制造商提供的使用说明。在清洗中要确保清洗剂能够充分去除器械表面及沟槽、缝隙内及管道内的污染物，并减少器械表面清洁剂的附着与残留。

器械的灭菌方法应当得到灭菌器厂商和器械厂商的确认，灭菌器应按照厂商的推荐意见进行使用和维护。

三、确诊新冠病毒感染患者术后器械的处理措施

对于确诊新冠病毒感染患者术中所使用的手术器械，术后应均匀喷保湿剂，双层扎紧，外贴"新冠病毒"标识，单独放置，电话通知供应中心及时收取，进行后续消毒处理；布类应用双层医疗废物包装袋扎紧，外贴"新冠病毒"标识，单独放置，由污染布类收取人员定时回收处理。

四、手术室的消毒措施

1. 在新冠病毒流行期间，因病毒潜伏期长，且在潜伏期具有传染性，因此建立标准预防流程、标准预防措施并做好落实非常重要：

（1）新冠病毒对紫外线和热敏感，56℃ 30分钟、乙醚、75%乙醇、含氯消毒剂、过氧乙酸和氯仿等脂溶剂均可有效灭活病毒。空气消毒方式根据医院条件进行合理选择。

（2）每天对手术室环境进行无死角终末消毒，消毒范围不仅仅在洁净区落实，办公区也要落实，并需要增加消毒频次。洁净区走廊每日大于4次，手术间每日大于当日手术台次。办公区每日1次空气消毒，2次物体表面及地面消毒等。

（3）使用含氯消毒剂进行物体表面消毒时需增强有效浓度（1 000~2 000mg/L）。

2. 每次手术结束后，手术室均应实行以下措施，进行有效

消毒：

（1）关闭层流和送风，使用过氧乙酸/过氧化氢喷雾消毒器或双模式过氧化氢机器人消毒机密闭消毒 1~2 小时（过氧乙酸/过氧化氢喷雾消毒器 2 小时，双模式过氧化氢机器人消毒机 1 小时），手术间至少关闭 2 小时以上，开启层流与通风。

（2）物体表面消毒：地面使用 2 000~5 000mg/L 含氯制剂，保持 30 分钟后清水拖地；器械台、设备、操作台等表面，使用 1 000~2 000mg/L 含氯制剂，保持 10~30 分钟后再清水擦拭；有患者血液等体液污染的物体表面，直接使用 2 000~5 000mg/L 含氯制剂处理。

（3）转运床处理：床垫拆卸竖起，放置在手术间内接受过氧乙酸/过氧化氢喷雾消毒器或过氧化氢消毒机喷雾消毒处理，转运床物体表面按照手术间物体表面处理方法同法实施。

（4）负压手术间实施疑似/确诊新冠肺炎患者手术后，应通知层流工程技术人员，及时更换负压手术间高效过滤器。

（5）负压/感染手术间消毒处理完毕均须与感染管理科联系进行物体表面和空气采样检测，检测结果合格方能使用。

（编者：常笛　张明昌　韩崧　万修华

熊瑛　苏丙男　赵晶）

（审校：贾力蕴　陈伟伟）

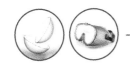

第七章

医务人员疫情期的心理健康

随着新冠肺炎的出现及蔓延,各级政府和卫生组织的举措,疫情的进展及演变都会导致医务人员在心理、生理和行为上发生各种变化,甚至出现心理应激。

应激是我们作为生命体,在面对突发事件打破了自己的内在平衡或者超出自己的承受能力和应对能力时,产生的应对突发事件的模式。这是正常人都可能会出现的反应,对个体可能有益处,也可能会有害处,我们需要正确地认识它。

对于医务人员来说,疫情时期我们要坚守岗位,既要为病人除去身体病痛,还要注意做好自身防护。同时,我们要去处理海量信息、指令和事务,这大大增加了医务人员的工作量和心理压力。因此,医务人员要关注自己的心理健康,接纳自己的情绪和生理变化,尝试去管理情绪、疏导压力,必要时寻求他人或专业的心理帮助,逾越自身的心理屏障,勇敢面对新冠肺炎疫情,战胜困难。

第一节　医务人员疫情期常见心理应激表现

（1）工作、生活的秩序被打乱：疫情期间，由于社会需要，医务人员的工作会被重新安排，生活节律也会随之变化。工作强度加大，睡眠不足，导致身体免疫力下降，身体健康状态较差，心理负担也相应加重。

（2）焦虑与恐惧：身为医护人员，不能居家躲避疫情，每日需往返于家和工作岗位，不可避免地会焦虑，担忧自己是否会在人群聚集的医院被感染，担忧自己被感染后不能及时察觉病情，回家后会累及家人。各大媒体每日都在报道确诊病例、疑似病例、死亡人数，也会增加焦虑，严重者会产生恐惧心理。

（3）愤怒：医务人员在疫情期间坚守岗位，工作、生活秩序被打乱，工作强度较高，感染风险也相对较高，本就承受了比往日更大的心理压力，这期间，由于人员流动的限制，生活物资购买难度有所增加，防护用具紧缺，在不利于工作的环境下增加了工作量，而容易产生愤怒的心理。

（4）悲伤与抑郁：持续增长的病例数目和难以预料的疫情变化，身边大量患者和医护同行的去世，会让医护工作者产生失望、伤心的情绪，若悲伤情绪长时间得不到化解，就会转为抑郁，此时人较悲观，更容易哭泣。

（5）愧疚：身为医务工作者，我们每天都会看到自己的患者得到了良好的治疗，病情得到控制，甚至痊愈，但同时，也会看到相反的结果，会产生"自己做得不够好"的愧疚心理。武汉疫情严重,众多医护人员主动请缨奔赴前线,日夜奋战,也会有人产生"自己没有尽到责任"的愧疚;也有医护人员因为工作原因不能陪伴家人而心生愧疚。

(6) 极度疲劳和麻木:重压之下,医护人员拼尽全力应对,可当精力大量消耗,而疫情迟迟没有结束,医护人员可能对这种压力感到麻木。记忆力下降、注意力难以集中、难以准确表达自己的想法、难以做出决定等,这些都是因为处于压力之下,被心里的担忧、恐惧等情绪分心,无法像往常一样专心投身于一件事。若继续发展下去,就可能带来较严重的健康问题。

(7) 行为变化

1) 回避性行为:医院里并非每一个岗位、每一项工作都面临较大的感染新冠病毒的风险。此时,会有医务人员因怕感染这种焦虑和恐惧的心理而回避风险较大的工作,尽量避免去感染风险较大的场所,这是一种有利于自保的行为。

2) 强迫性行为:作为医务工作者,尤其是眼科这样一个手术科室,我们的无菌观念较强,门诊接诊患者时常需与患者接触。正值疫情时期,我们要求医生们每接诊一个患者前后都要洗手、消毒检查器具和板凳,在这种氛围下,一些强迫性行为,如洁癖可能会使一些医护人员"过度清洁"(图7-1)。

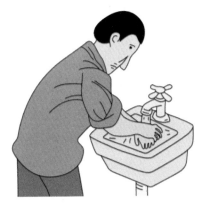

图 7-1　反复洗手过度清洁

3）自闭性行为：由于工作紧张忙碌，同时还担心被可能的病患传染，所以，病患之间、同事之间的沟通交流更少，对于性格开朗的人来说，会感觉精神压抑；对本就内向的人来说，会更加趋向于自闭。

第二节　医务人员疫情期心理自助策略与方法

一、调节情绪

从心理学角度来看，情绪没有好坏之分。每一种情绪都有其特定的作用。比如，焦虑、恐惧的情绪帮助我们时刻处于敏感、警觉的状态，提醒我们在疫情期间做好防护。我们的情绪可分为积极情绪和消极情绪，正常情况下两者相互平衡。既然情绪没有好坏之分，那么对于情绪，我们就需要管理它，而不是批判、责怪，甚至是控制、压抑它。要想管理好情绪，我们首先要接纳自己的情绪，这样才能以正确的态度看待情绪。

1. **要学会识别自己的情绪**　通过生活、工作中自己的言行和思维方式来判断自己是否处于消极情绪之中，尽快采取措施。具体如下：监测自我是否长时间沉溺于低落、自责、愤怒、厌世等情绪，是否因这些情绪影响了自己的睡眠、饮食、工作，是否有躯体上的不适，如思维迟缓、易疲劳、头痛、身体疼痛等。

2. **不要强行压制消极情绪**　一个人若处于恐惧、悲伤或愤怒的情绪中，我们试图与之讲道理，是行不通的，只有在这些情绪得以表达、个人做出合理认知之后，他才能明白道理。譬如，一位年轻大夫与患者之间产生了争执,年轻大夫觉得很委屈,很悲伤,并且开始哭泣,身边的同事可能会说两种话,一种是给他讲道理:"别哭了,哭能解决问题吗? 这个患者为什么不骂别人,专门骂你? 你自己也肯定有做错的地方。"另一种是:"我知道你现在一定很委屈,很伤心,你趴在我的肩膀上好好哭一场吧。"我们设身处地,就不难体会到,第一种说法是在否定、压抑这位大夫的情绪,他委屈、悲伤甚至是愤怒的情绪没有得以表达,不仅没有解决问题,还会影响他恢复合理认知;而第二种说法更像是安慰,哭过之后,这位年轻大夫自会反省自身,从中得教。

3. **要科学地表达情绪**　当我们有了消极情绪,就需要找人倾诉。快乐与幸福能够与人分享,悲伤与恼怒同样可以。我们需要寻找自己身边的亲人、挚友,将自己的想法说出来,倾听者努力去感受他的感受,而不要去责备和压制,相信表达者会在倾诉的过程中自己发现曙光。疫情期间,许多医护人员因工作压力骤增,濒临崩溃,此时的消极情绪十分强烈,想要大哭、大喊,却因为种种成年人的顾虑而强忍泪水,那么身体上的损伤就会悄然而至,可以暂时找一个没人的地方哭出来(图7-2),或许更有利于身体的健康和接下来的工作。

4. **增加积极情绪**
每个人的情绪都是积极

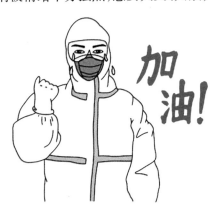

图 7-2　情绪自我调节

情绪和消极情绪的平衡,当平衡打破,消极情绪不可避免地增加,我们或可做一些事来增加积极情绪。比如,我们上班早到十分钟,协助护士为诊室消毒;在患者拦住我们问路时,耐心仔细地为其指路;面对备受病痛折磨又不远千里来求医的患者的抱怨,多一句理解的安慰,少一句高高在上的指责;因充实地工作了一天而表扬自己,奖励自己一顿美食等。

5. **建立合理认知**　我们有时会发现,发生了同一件事,有的人气急败坏,有的人却不愠不火,而有的人欣然接受。一个人的认知决定了他对一件事的看法,进而决定了他的心理状态。当我们难以鉴别自己的消极情绪是否是由自己的不合理认知带来时,我们可以多询问身边的朋友,就不难看出在对一件事物的判断上,自己和别人的差距。另外,疫情期间,一些不真实的言论也会给我们带来困扰,我们要用自己所掌握的生物医学知识去判断是非,避免自我强化危机感。还要树立大局意识,懂得诸事以抗疫为先。

6. **适度锻炼**　身体身心一体,适度的体育锻炼可以消耗体内多余的能量,宣泄消极情绪,还可以强身健体,以更饱满的精神面貌应对繁复的工作,从而减少差错和疲劳的感觉,增加积极情绪的同时,避免消极情绪。新冠肺炎治疗期间,多家医院的医护人员与轻症患者们一起打太极拳、跳广场舞(图7-3),既能锻炼身体,又起到娱乐作用,增加了积极情绪。

二、行为策略和放松训练

我们的工作流程、生活作息可能会因疫情而被改变,这时,我们可以制订计划,或设置闹钟或日程提醒,提示自己需要做的

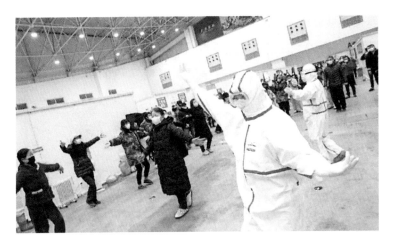

图 7-3　方舱医院:医护 - 患者一起跳舞

事情,做到工作无遗漏。同时,一定要保证日常的充足睡眠和合理饮食。

　　有条件的情况下,医护人员可以进行心理行为训练。这是一种磨炼意志的训练方式,通过挑战极限的训练方式,激发潜能,建立彼此的信任,从而超越自我,完成本来不可能完成的任务。

　　面对已经产生的焦虑,可以尝试深呼吸或者腹式呼吸;寻找有趣的影视作品观看,来代替每日对着手机查看关于疫情的真假消息;向家人、朋友倾诉、聊天。

三、寻求专业人员帮助

　　我们在疫情中出现了心理上的困扰是很正常的,随着外界压力的缓解和我们应对能力的提升,所有的情况都会随之好转。可是当我们察觉到自己的变化有些过度,难以通过自己和身边亲朋好友的努力来控制,或者已经影响了自己的工作和生活,甚至通过不良情绪已经对自己和他人造成了伤害,就一定要及时去心理科进行咨询和治疗,寻求专业人士的帮助。一定要正确认识到出现心理问题很正常,不要羞于启齿,要勇于说出自己的困惑和问题,及时克服困难并早日回归正常的生活和工作(图7-4)。

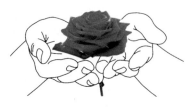

图7-4　予人玫瑰　手留余香

四、政府及医院行政部门、后勤部门增加关怀度

政府机关领导及医院领导,要关心医护人员的身体状况和心理状况。比如经常性地慰问(通过手机微信、视频等方式)医护人员,通过多种渠道宣传、表扬、感谢医护人员的奉献;经常发放衣食住行等方面的慰问品(可直接送到医护人员的家里);多出台优待医护人员的政策,例如现在已经出台的医护人员免费游湖北景区、子女中考加分等等。对家属也要多关心多慰问,让医护人员有自豪感,解除医护人员的后顾之忧,让医护人员能安心工作。

附:

北京师范大学心理学部联合北京师范大学学生心理咨询与服务中心　心理支持热线:4001888976

中国科学院心理研究所　"抗击疫情——中科院心理所在行动"主题专栏网址:http://www.psych.cas.cn/xgzbdyqfk/

(编者:孙秀丽　张景尚　万修华　杨迪亚　甘嘉禾)

(审校:游启生　张晓慧)

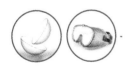

参考文献

［1］中国疾病预防控制中心．新型冠状病毒感染的肺炎公共防护指南［M/OL］．北京：人民卫生出版社，2020．http://www.nhc.gov.cn/jkj/s7915/202001/bc661e49b5bc487dba182f5c49ac445b.shtml

［2］中华预防医学会公共卫生眼科分会，北京医学会眼科专业委员会及眼科专业青年委员会．新型冠状病毒疫情期间眼科防护专家建议［J/OL］．中华眼科杂志，2020，56（00）：E002-E002［2020-2-12］．http://rs.yiiglc.com/yufabiao/1181985.htm．DOI：10.3760/cma.j.issn.0412-4081.2020.0002.

［3］王宁利．常见消毒剂的正确使用及眼部防护手册．北京：北京科学技术出版社，2003．

［4］谢立信，周庆军，高华，等．加强新型冠状病毒眼部感染的基础和临床研究［J］．中华眼科杂志，2020，56（00）：E003-E003．

［5］张明昌，谢华桃，许康康，等．新型冠状病毒疫情期间眼科检查器具的消毒及医务人员的防护［J/OL］．中华眼科杂志，2020，56（00）：E001-E001［2020-02-12］．http://rs.yiigle.com/yufabiao/1180123.htm．DOI：10.3760/cma.j.issn.0412-4081.2020.0001.. http://rs.yiigle.com/yufabiao/1181985.htm.

［6］晋秀明，林琳，黄晓丹．2019新型冠状病毒经眼表传染的可能机制和防控措施［J/OL］．中华眼科杂志，2020，56［2020-02-23］．http://rs.yiigle.com/yufabiao/1182628.htm．DOI：10.3760/cma.j.cn112142-

20200214-00063.

[7] 叶娅,宋艳萍,闫明,等.新型冠状病毒肺炎合并结膜炎三例[J/OL].中华实验眼科杂志,2020,38[2020-02-24].http://rs.yiigle.com/yufabiao/1182653.htm. DOI:10.3760/cma.j.issn.2095-0160.2020.0006.

[8] 李雪杰,汪明,陈长征,等.伴发或首发病毒性结膜炎的新型冠状病毒感染下眼科医师的防控策略[J].中华实验眼科杂志,2020,38:E002-E002. DOI:10. 3760/cma.j.issn.2095-0160.2020.0002

[9] 中国疾病预防控制中心新型冠状病毒肺炎应急响应机制流行病学组.新型冠状病毒肺炎流行病学特征分析[J].中华流行病学杂志,2020,41(02):145-151.

[10] 新型冠状病毒肺炎诊疗方案(试行第七版)[EB/OL].(2020-03-04)[2020-03-16]http://www.nhc.gov.cn/yzygj/s7653p/202003/46c9294a7dfe4cef80dc7f5912eb1989.shtml

[11] 北京市疾病预防控制中心,北京市健康教育所.新型冠状病毒肺炎公众防控指南(第一版)[M].北京:北京出版集团公司,2020.

[12] 张亚林,张湘瑜,王轶娜,等.新型冠状病毒感染的肺炎防控知识100问.长沙:中南大学出版社,2020.

[13] 周翔天,瞿佳.新型冠状病毒与眼,我们所知道的与我们应该做的[J].中华眼视光学与视觉科学杂志,2020,22(2):81-86. DOI:10.3760/cma.j.issn.1674-845X.2020.0001

[14] 邵蕾,魏文斌.新型冠状病毒感染防控中眼科医务工作者的防护建议[J].国际眼科纵览,2020,44(1):1-4. DOI:10.3760/cma.j.issn.1673-5803.2020.01.001

[15] 高玲,叶剑.新型冠状病毒感染疫情下眼科诊疗工作的困难和应对措施[J].眼科,2020,29(02),81-83.

[16] 中国医师协会超声医师分会,解放军超声医学专业委员会,北京超声医学学会,等.新型冠状病毒防控期间超声医护人员防护指导意见[J/OL].中华医学超声杂志(电子版),2020,17(2020-02-13)[2020-02-25]. http://rs.yiigle.com/yufabiao/1180584.htm. DOI:10.3877/cma.j.issn.1672-6448.2020.0002.

［17］郑美琴,吴文灿,陈蔚,等.新型冠状病毒肺炎防控期间眼专科机构
开展病毒核酸检测的必要性和可行性评估［J/OL］.中华实验眼科
杂志,2020,38 (2020-02-27). http://rs.yiigle.com/yufabiao/1182738.htm.
DOI:10.3760/cma.j.cn115989-20200224-00105.

［18］李纯纯,唐媛,陈张艳,等.非接触式眼压计测量产生气溶胶密度
变化及其对疫情防护的意义［J/OL］.中华实验眼科杂志,2020,38
(2020-02-29). http://rs.yiigle.com/yufabiao/1182990.htm.DOI:10.3760/
cma.j.issn.115989-20200226-00112.

［19］ZhuN,ZhangD,WangW,et al. A novel coronavirus from patients with
pneumonia in China,2019［J］. N Engl J Med,2020,382(8):727-733.
DOI:10.1056/NEJMoa2001017.

［20］ZhouY,ZengY,TongY,et al. Ophthalmologic evidence against the
interpersonal transmission of 2019 novel coronavirus through conjunctiva
［EB/OL］. New York:medRxiv,2020(2020-02-11)［2020-02-11］.
https://www.medrxiv.org/content/10.1101/2020.02.11.20021956v1. DOI:
10.1101/2020.02.11.20021956.

［21］Jasper Fuk-Woo Chan et al. A familial cluster of pneumonia associated
with the 2019 novel coronavirus indicating person-to-person transmission:
a study of a family cluster［J/OL］. Lancet. Published online January 24,
2020 https://doi.org/10.1016/S0140-6736(20)30154-9

［22］Zhou P,Yang X,WangX,et al. A pneumonia outbreak associated with
a new coronavirus of probable bat origin［J/OL］. Nature(2020-02-03)
［2020-02-25］. https://doi.org/10.1038/s41586-020-2012-7.

［23］Wu,F,Zhao S,Yu B. et al. A new coronavirus associated with human
respiratory disease in China［J/OL］. Nature(2020-02-03)［2020-02-25］.
https://doi. org/10.1038/s41586-020-2008-3

［24］WanYS,ShangJ,GrahamR,et al. Receptor recognition by novel
coronavirus from Wuhan:an analysis based on decade-long structural
studies of SARS［J/OL］. J Virol,2020,94:E1(2020-01-23)［2020-02-25］.
https://jvi.asm.org/content/early/2020/01/23/JVI.00127-20.［published

online ahead of print January 23,2020]. DOI:10.1128/JVI.00127-20.

[25] LiQ,GuanX,WuP,et al. Early transmission dynamics in Wuhan,China, of novel coronavirus-infected pneumonia [J/OL]. N Engl J Med, 2020,382:E1(2020-01-29)[2020-02-25].https://www.nejm.org/doi/full/10.1056/NEJMoa2001316?query=featured_home.[published online ahead of print January 29,2020]. DOI:10.1056/NEJMoa2001316.

[26] LuCW,LiuXF,JiaZF. 2019-nCoV transmission through the ocular surface must not be ignored [J/OL]. Lancet,2020,395:E1(2020-2-6)[2020-02-25].https://www.thelancet.com/journals/lancet/article/PIIS0140-6736(20)30313-5/fulltext.

[27] GralinskiLE,MenacheryVD. Return of the coronavirus:2019-nCoV [J]. Viruses,2020,12(2):135. DOI:10.3390/v12020135.

[28] PaulesCI,MarstonHD,FauciAS. Coronavirus infection—more than just the common cold [J/OL].JAMA(2020-01-23)[2020-02-25]. DOI:10.1001/jama. 2020.0757.

[29] MunsterVJ,KoopmansM,van DoremalenN,et al. A novel coronavirus emerging in China-key questions for impact assessment [J/OL]. N Engl J Med(2020-01-24)[2020-02-25].DOI:10.1056/NEJMp2000929.

[30] HuangC,WangY,LiX,et al. Clinical features of patients infected with 2019 novel coronavirus in Wuhan,China [J]. Lancet(2020-01-24)[2020-02-25]. DOI:10.1016/S0140-6736(20)30183-5.

[31] ChanJF-W,YuanS,KokK-H,et al. A familial cluster of pneumonia associated with the 2019 novel coronavirus indicating person-to-person transmission:a study of a family cluster [J]. Lancet,395(10223):514-523. DOI:10.1016/S0140-6736(20)30154-9.

[32] ChenN,ZhouM,DongX,et al. Epidemiological and clinical characteristics of 99 cases of 2019 novel coronavirus pneumonia in Wuhan,China:adescriptive study[J]. Lancet,2020,395(10223):507-513.DOI:10.1016/S0140-6736(20)30211-7.

[33] BenvenutoD,GiovanettiM,CiccozziA,et al. The 2019-new coronavirus

epidemic:Evidence for virus evolution [J]. J Med Virol,2020,92(4): 455-459.DOI:10.1002/jmv.25688.

[34] LuR,ZhaoX,LiJ,et al. Genomic characterisation and epidemiology of 2019 novel coronavirus:implications for virus origins and receptor binding [J]. Lancet,2020,S0140-6736(20)30251-8.DOI:10.1016/S0140-6736 (20)30251-8.

[35] Wu C,Zheng SF,Chen Y,et al. Single-cell RNA expression profiling of ACE2,the putative receptor of Wunhan 2019-nCoV [J/OL].bioRxiv, 2020. https://doi.org/10.1101/2020.02.11.20022228.

[36] Holshue ML,DeBolt C,Lindquist S,et al. First Case of 2019 Novel Coronavirus in the United States [J]. N Engl J Med,2020,10.1056/ NEJMoa2001191. doi:10.1056/NEJMoa2001191

[37] Li J,Li J,Xie X,et al. Game consumption and the 2019 novel coronavirus [J]. Lancet Infect Dis,2020:S1473-3099(20)30063-3. doi:10.1016/ S1473-3099(20)30063-3.

[38] Kang L,Li Y,Hu S,et al. The mental health of medical workers in Wuhan,China dealing with the 2019 novel coronavirus [J]. Lancet Psychiatry. 2020,S2215-0366(20)30047-X. doi:10.1016/S2215-0366 (20)30047-X.

[39] Bai Y,Yao LS,Wei T,et al. Presumed Asymptomatic Carrier Transmission of COVID-19 [J]. JAMA. 2020,10.1001/jama.2020.2565. doi:10.1001/ jama.2020.2565.

[40] Xia J,Tong J,Liu M,Shen Y,Guo D. Evaluation of coronavirus in tears and conjunctival secretions of patients with SARS-CoV-2 infection[published online ahead of print,2020 Feb 26]. J Med Virol. 2020;10.1002/ jmv.25725. doi:10.1002/jmv.25725

[41] Xufang Sun,Xian Zhang,Xuhui Chen,Liwen Chen,Chaohua Deng, XiaojingZou,Weiyong Liu,Huimin Yu. The infection evidence of SARS-COV-2 in ocular surface:a single-center cross-sectional study. medRxiv 2020.02.26. 20027938;doi:https://doi.org/10.1101/2020.02.26.20027938.

https://www.medrxiv.org/content/10.1101/2020.02.26.20027938v1

[42] Guan WJ, Ni ZY, Hu Y, et al. Clinical Characteristics of Coronavirus Disease 2019 in China[published online ahead of print, 2020 Feb 28]. N Engl J Med. 2020; 10.1056/NEJMoa2002032. doi: 10.1056/NEJMoa2002032

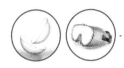

致　谢

　　新型冠状病毒肺炎疫情举世瞩目,在首都医科大学附属北京同仁医院、北京同仁眼科中心、北京市眼科研究所各级领导支持下,由王宁利教授担任主审,万修华教授、陶芳标教授担任主编,编写了这本《新型冠状病毒肺炎眼科防护手册》。

　　本书兼具科普和临床指导意义,为广大眼科医务工作者及眼病患者提供了关于新型冠状病毒感染与眼科健康防护的系统性讲解。

　　本书编写过程中,参考了WHO、国家卫生健康委、中国疾病预防控制中心、北京市卫生健康委、中华预防医学会公共卫生眼科学分会、中华医学会眼科学分会、中国医师协会眼科医师分会、全国各地医疗团队发布的各类文件、文章的内容,在此表示感谢。

　　感谢中国疾病控制中心吴尊友研究员审阅本书。

　　让我们众志成城,团结一致,打赢新型冠状病毒肺炎这一战,保卫我国人民生命安全与健康! 与世界人民同道,扫魔除疫,战胜病毒!

　　由于时间仓促,加之目前对新型冠状病毒肺炎认识有限,书中难免有错误及疏漏之处,期待大家提出宝贵意见,以便再版更正。

　　此致　敬礼!

编写组

2020 年 2 月 26 日

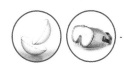

中英文名词对照

2019 冠状病毒病　coronavirus disease 2019，COVID-19

2019 新型冠状病毒　2019 novel coronavirus，2019-nCOV

Goldmann 压平眼压计　Goldmann applanation tonometer

N95 型口罩　N95 face-mask

蝙蝠 SARS 样冠状病毒　Bat SARS-like coronavirus CZ45，Bat-SL-CoVZC45

超声生物显微镜检查　ultrasound biomicroscopy，UBM

电子计算机断层扫描　Computed Tomography，CT

冠状病毒　coronavirus

冠状病毒科　coronaviridae

光学相干断层扫描　optical coherence tomography，OCT

国际病毒分类委员会　International Committee on Taxonomy of Viruses，ICTV

互补脱氧核糖核酸　complementary DNA，cDNA

环氧乙烷　ethylene oxide，EO

聚合酶链式反应　Polymerase Chain Reaction，PCR

逆转录聚合酶链式反应　Reverse Transcription-Polymerase Chain Reaction，
　RT-PCR

生物安全三级　biosafetylevel-3，BSL-3

世界卫生组织　World Health Organization，WHO

严重急性呼吸综合征冠状病毒2　severe acute respiratory syndrome coronavirus
　2，SARS-CoV-2

严重急性呼吸综合征相关冠状病毒　severe acute respiratory syndrome related coronavirus，SARSr-CoV

中东呼吸综合征相关冠状病毒　Middle East respiratory syndrome relatedcoronavirus，MERSr-CoV